DR DANIELLE VAUTRIN

Mémoire totale

Conservez une mémoire performante à tout âge

Entraîner et développer la mémoire
Ralentir le vieillissement cérébral

EDITIONS Alpen

Alpen Éditions
9, avenue Albert II
98000 Monaco

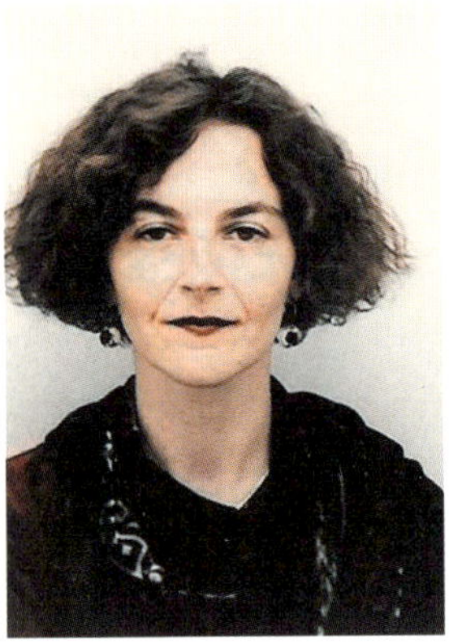

Danielle Vautrin est docteur en médecine. Spécialisée en toxicologie, elle s'est beaucoup intéressée à la relation environnement et santé. Journaliste médicale, elle collabore à des magazines de santé. Souvent interrogée sur la mémoire dans sa pratique médicale, elle fait le point des connaissances sur le sujet et répond à vos questions.

AVERTISSEMENT
Les informations contenues dans ce livre ne peuvent pas remplacer un avis autorisé. Avant toute automédication, consultez un médecin ou un pharmacien qualifié.

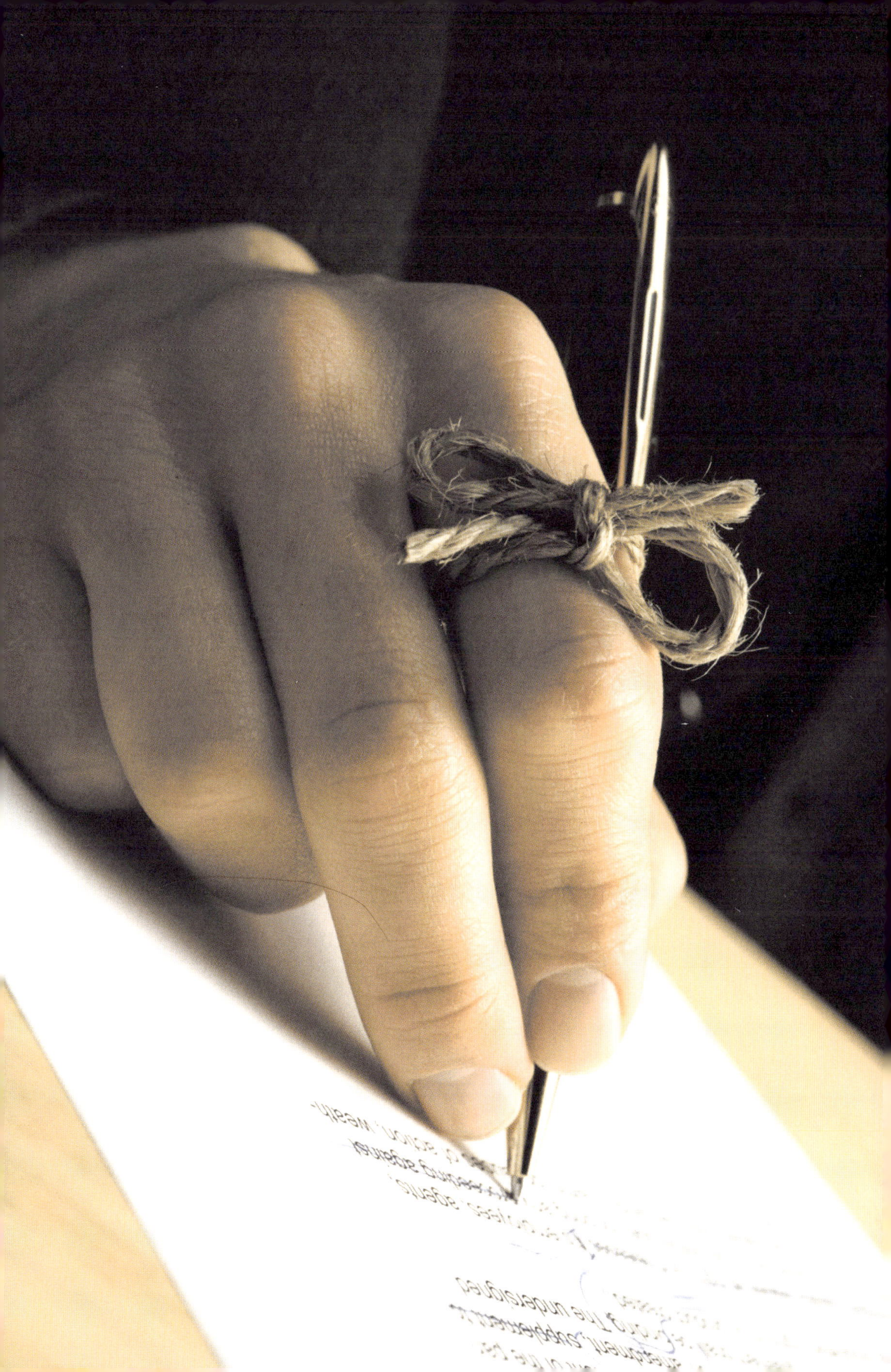

Introduction

Vous croisez quelqu'un dans une soirée et... impossible de retrouver son nom même si vous l'avez sur le bout de la langue. La mémoire c'est acquérir, conserver, restituer les connaissances. Et par le jeu des stockages, des rappels, et des restitutions, elle livre les informations capitales au déroulement de la vie.

Mais quelles sont les clés de la mémoire ? Comme un détective nous allons successivement rechercher toutes sortes de mémoires. De la mémoire du baiser amoureux à la mémoire du fœtus et celle du bébé en passant par celle des génies. Une fois que nous saurons comment fonctionnent les souvenirs, nous pourrons mieux les préserver. Il est préférable d'éviter les ennemis de la mémoire : stress ennemis de la mémoire ! oui mais... est-ce aussi vrai pour le bon stress ? Certaines liaisons sont plus ou moins risquées pour la mémoire. Nous aborderons les toxiques, les ondes et les polluants organiques persistants. « J'ai la mémoire qui flanche, je m'souviens plus très bien... ». Cette phrase musicale résonne en nous. Et des tas de questions s'y associent.

Faut-il entretenir sa mémoire ? Quel test de mémoire faire ? La mémoire a-t-elle des fantômes ? Une bonne méthode pour préparer un examen ? Que faire si les pertes de mémoire de la maladie d'Alzheimer touche votre famille ? Autant de réponses pour garder la maîtrise du roman de sa vie. « L'intelligence des vieux hommes vient de la qualité de leur mémoire » disait Pascal Jardin (*La bête à bon Dieu*, Flammarion, 1980).

Comment préserver la qualité de sa mémoire.
Ce que nous mangeons influence nos performances. L'alimentation joue un rôle primordial dans le rendement intellectuel. Ce n'est pas seulement bien manger, c'est aussi bien dormir, bien boire... de l'eau, bien bouger et bien stimuler l'esprit. Les médicaments qui stimulent la mémoire sont en vente libre, certains sont uniquement prescrits par un médecin. Que faut-il en penser ? Vers qui se tourner en cas de doute ?

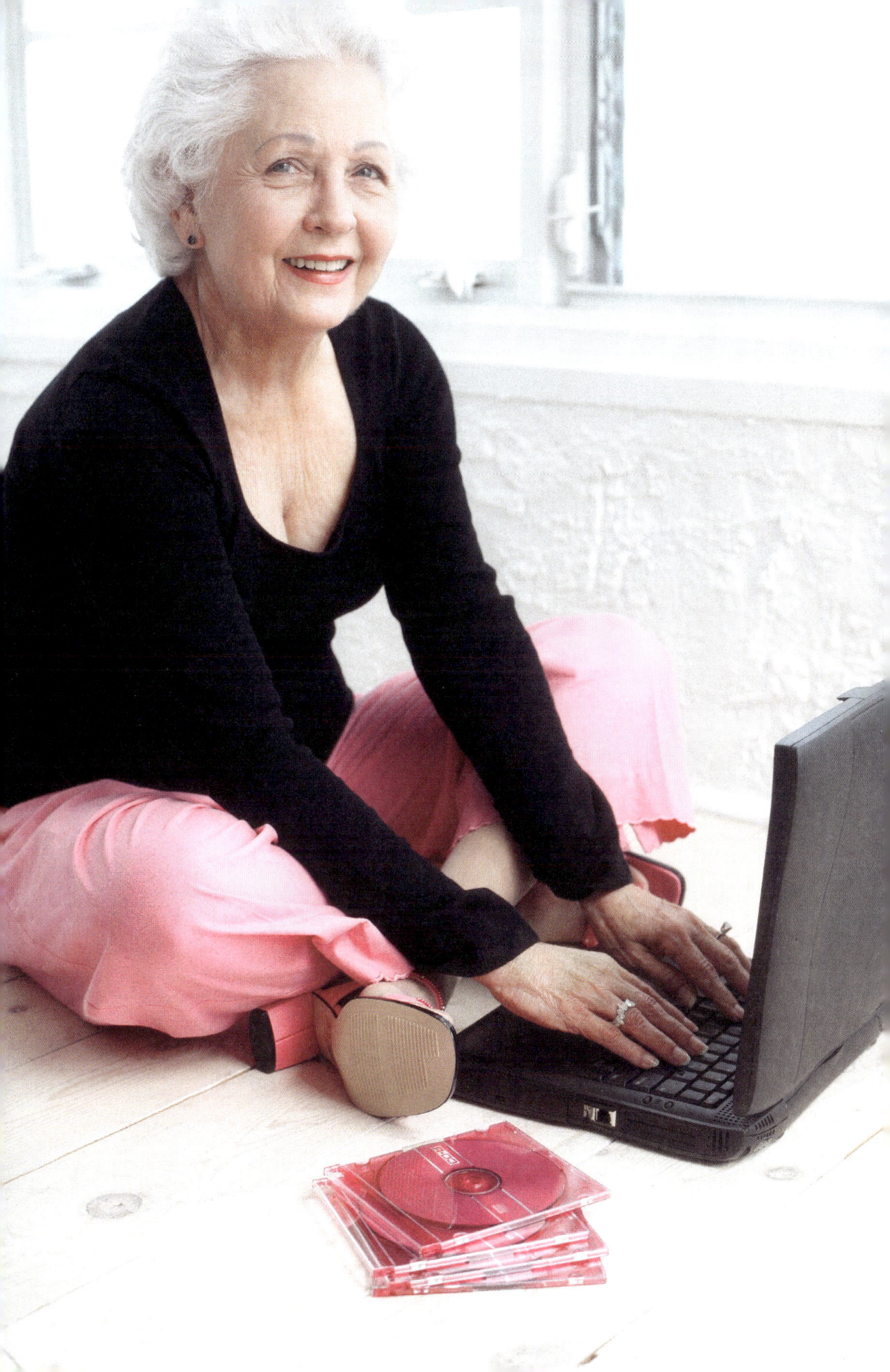

TABLE DES MATIÈRES

LES CLÉS DE LA MÉMOIRE

Comment le bébé construit sa mémoire

La mémoire des perceptions est en éveil chez le fœtus et le nourrisson. Le toucher des parois de l'utérus, le goût du liquide amniotique, la voix de la mère et la lumière sont autant de stimulations perçues et retenues.

Une mémoire du toucher

Très tôt, le fœtus joue avec son cordon et suce son pouce. Un médecin italien a suivi des jumeaux qui avaient développé des jeux intra-utérins. Le garçon, plus actif, tendait les mains vers sa sœur à travers la membrane qui les séparait et touchait son visage. Elle répondait en tendant la joue et ils se caressaient joue contre joue. Leur mère a remarqué qu'à un an leur jeu favori était de jouer à cache-cache derrière un rideau. Le garçon avançait sa main et sa sœur enfonçait son visage dans le rideau.

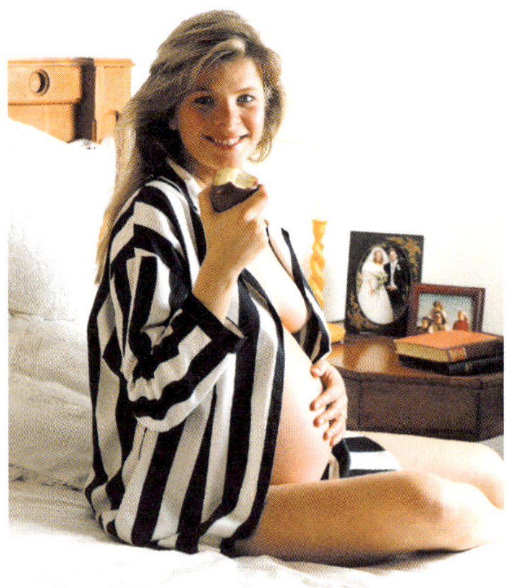

Dès avant la naissance, le bébé construit sa mémoire.

Maman boit, bébé goûte

Au Centre européen des sciences du goût, les expériences ont conduit à faire sentir à de très jeunes bébés des cotons imprégnés de différents liquides amniotiques. Ces bébés montrent plus d'intérêt pour le liquide amniotique de leur mère.

La même expérience reproduite avec du lait anisé montre qu'ils sont plus attentifs à cette stimulation lorsque leur mère a consommé des boissons anisées pendant la grossesse. Comment expliquer les expériences suivantes sans faire intervenir la mémoire ?

L'haptonomie, une merveille !

L'haptonomie est la science de l'affectivité développée par Franz Veldman. C'est une méthode de communication affective qui permet à la mère et au père d'établir une relation avec le fœtus. Les parents posent leurs mains sur l'abdomen de la mère et jouent avec l'enfant en l'invitant à bouger. Cette relation précoce à trois favorise de meilleures relations et développe un sentiment de sécurité affective chez le bébé. Les bébés qui ont été «contactés» in utero seraient plus tranquilles, plus éveillés et plus toniques. (À écouter : *L'haptonomie périnatale*, Catherine Dolto-Tolitch, CD à voix haute, Gallimard).

Un visage connu

Il est admis qu'une partie de la lumière extérieure atteint la rétine du fœtus. Un bébé de deux jours peut déjà reconnaître le visage de sa mère.

À table, dans le ventre de maman

Pendant la grossesse, les odeurs sont perçues par la muqueuse nasale du futur bébé. En respirant et en avalant le liquide amniotique, le fœtus se familiarise avec les goûts et les odeurs des repas mangés par sa mère. Plus tard, un changement brusque de l'alimentation de la mère peut être responsable d'une confusion chez le bébé et perturber l'allaitement.

Mémoriser sa langue *in utero*

Des chercheurs américains et suédois ont fait écouter des voyelles en américains en suédois, à des nouveaux-nés, 30 heures après leur naissance. Ils ont montré que ces bébés étaient beaucoup plus intéressés par l'écoute de voyelles prononcées dans une autre langue que leur langue maternelle.

À l'écoute dès les premiers instants

Lorsqu'on fait écouter la même musique tous les jours à des femmes enceintes (entre 35 et 38 semaines de grossesse), on habitue les fœtus à entendre cette mélodie. Après la naissance, les bébés qui ont déjà été exposés à cette musique conservent le même rythme cardiaque lorsqu'ils l'entendent à nouveau, alors que les bébés dont les mères ne l'avaient pas écoutée voient leurs battements de cœur s'accélérer. On pense d'ailleurs que la réaction des nouveau-nés à la langue maternelle est basée sur les sons entendus *in utero*.

L'amour des parents !

Avant que l'enfant ne parle, une communication (non verbale) s'établit avec ses parents. L'enfant est plus attentif lorsqu'on s'adresse à lui avec des sons plus aigus. L'adulte inconsciemment s'adapte : voix qui monte dans les aigus, accentuation des mimiques, contact par le regard.

Cet échange est teinté d'espoir, de projets, d'amour. La charge affective de la communication préverbale favorise l'apprentissage.

Des odeurs qui sécurisent

Françoise Dolto conseillait de donner à un nouveau-né séparé de sa mère un foulard imprégné de l'odeur maternelle. Ainsi, il pouvait sentir sa mère même en son absence. Des dépressions du nouveau-né étaient ainsi évitées. Que dire de ces doudous adorés, sales et cependant tellement imprégnés de l'odeur rassurante ? Une fois lavés, ils perdent de leur intérêt, comme si l'enfant ne le reconnaissait plus.

Des sons intra-utérins qui calment bébé

Le Tummy Sleep® (Europe) ou Slumber Bear® (USA) calme des millions de nouveauxnés. Il reproduit les sons intra-utérins entendus par le fœtus lorsqu'il était dans le ventre de sa mère. Ces sons directement enregistrés à l'intérieur du corps apaisent le bébé et l'aident à s'endormir. Le gynéco-obstétricien de Floride à l'origine de ce compagnon pour bébé pense que cet effet calmant s'explique par le fait que le bébé réentend des sons qui lui étaient familiers. Une nouvelle fonction permet aux parents d'enregistrer leur propre berceuse.

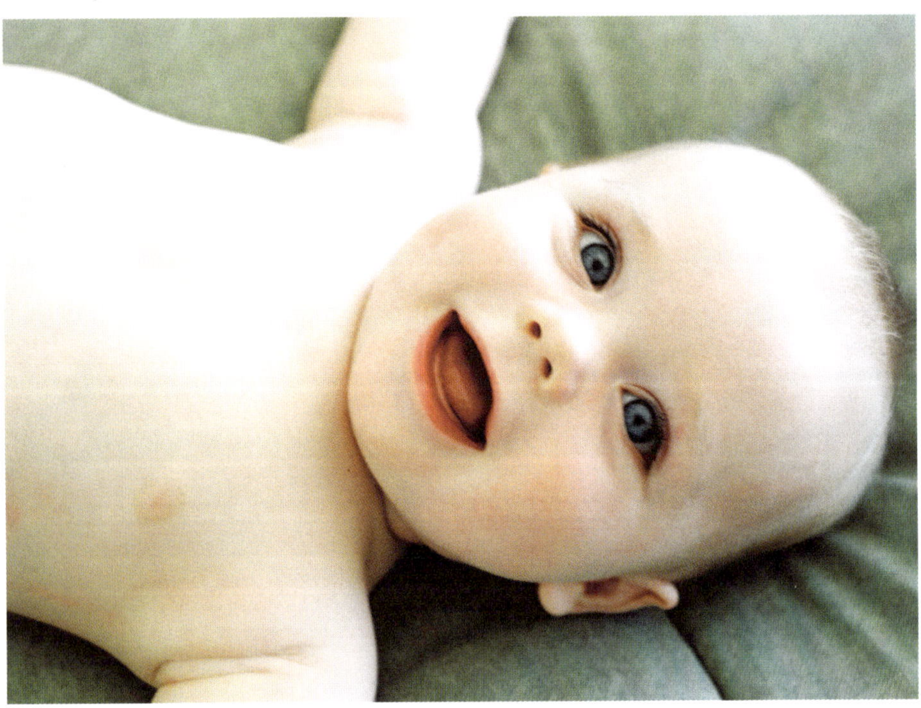

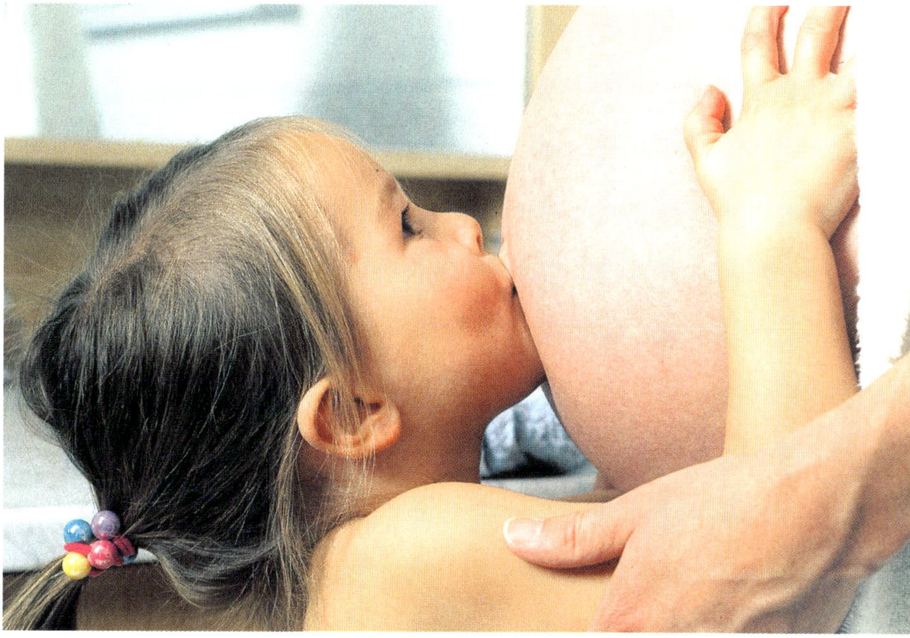

De 1 an ½ à 2 ans

Selon une étude du département de psychologie de l'Université d'Harvard, il semblerait que les bébés de 17 mois aient une maturité cérébrale suffisante pour développer leur mémoire à long terme qui ensuite s'améliore au cours de la 2ème année. Les chercheurs ont établit qu'une composante neurologique existait et que tout ne pouvait pas être attribuable à l'expérience.

Un cerveau toujours en activité

Pour Boris Cyrulnik, « Plus on est stimulé dans son enfance, mieux on vieillit... tant que le milieu fournit des stimulations. Les personnes âgées qui ont un intellect en éveil vivent mieux et plus longtemps que celles qui se laissent engourdir. C'est la simple stimulation qui maintient la bonne santé et non pas la performance intellectuelle ».

L'importance du jeu

À travers le jeu, l'enfant engramme (mémorise) des sensations agréables et perçoit tout l'amour qui lui est offert, d'où l'importance des interactions. Les jeux interactifs améliorent les capacités d'attention visuelle et la mémoire de travail spatiale.

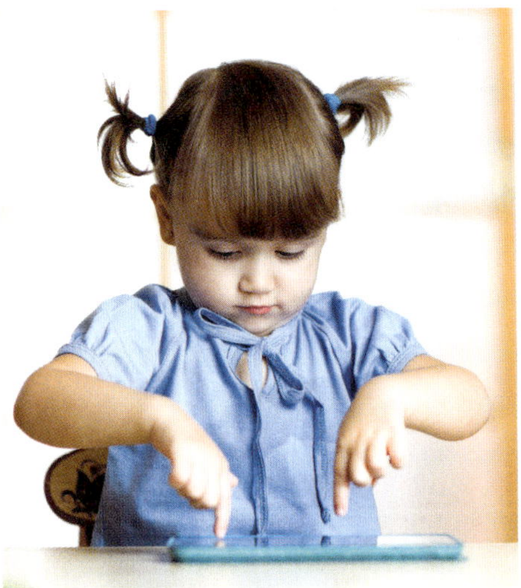

Petit geek

La tablette numérique peut participer à son développement sensori-moteur et cognitif si le jeu est accompagné par l'adulte. L'interaction est fondamentale.

À partir de quel âge ?

Un système européen de classification par âge PanEuropean Game Information PEGI est affiché en bas à gauche de la couverture du jeu.

Interactif ou non ?

Pas d'interaction avec les écrans de télévision ou les DVD qui sont accusés de favoriser prise de poids, passivité, déficit de concentration et d'attention. En revanche les écrans interactifs avec des jeux d'action rapides améliorent la flexibilité cognitive c'est-à-dire la capacité d'apprendre à apprendre ainsi que les performances cognitives et visuelles. Green a montré que la pratique de jeux vidéo améliore l'attention visuo-spatiale et certaines caractéristiques de la mémoire de travail spatiale. Attention, on leur reproche violence et addiction.

Quand jouer améliore la mémoire !

681 volontaires de 50 ans divisés en quatre groupes (G1,G2,G3,G4) ont joué au jeu vidéo d'action *Route Tour* :
10 heures des mots croisés sur ordinateur, groupe témoin G1
10 heures à la maison G2

10 heures dans un laboratoire G3
14 heures dans un laboratoire G4

On constate une amélioration cognitive d'au moins trois ans avec 10 heures de jeu (G2,G3) et une hausse de quatre ans pour G4 comparativement à G1. Ce jeu améliore la vitesse de traitement de l'information. Wolinski de l'Université de l'Iowa (Etats-Unis) précise qu'il n'a aucun intérêt financier

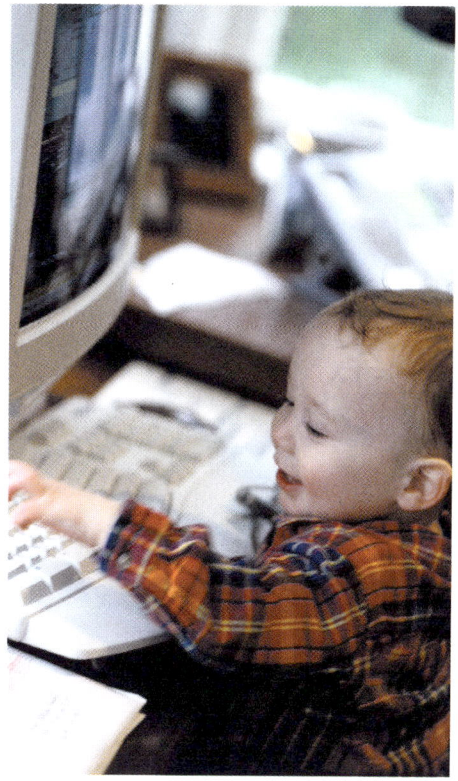

La méthode Montessori : cultiver le désir d'apprendre

Cette méthode d'enseignement est basée sur l'hypothèse que l'enfant passe par des périodes de fascination, pendant lesquelles il est beaucoup plus apte à apprendre (tant il est fasciné). L'enthousiasme du désir d'apprendre est utilisé durant ces périodes. L'obliger à apprendre avant pourrait le bloquer. La langue maternelle est « absorbée » sans difficulté dès la petite enfance, alors que l'apprentissage des langues apparaît fastidieux plus tard.

En observant l'enfant, les enseignants repèrent les périodes sensibles et les respectent. Ils donnent libre accès à du matériel pédagogique, incitent aux langues avec des chansons. L'enfant n'apprend plus par obligation mais par désir.

Enfant : une mémoire bien faite

La mémoire doit être bien remplie et bien organisée. Une mémoire bien faite est une mémoire qui possède une grande richesse d'informations (une bibliothèque bien remplie) mais surtout une organisation parfaite de ses fichiers. Il ne sert à rien d'avoir des tas de livres dispersés partout, si l'on doit tout retourner pour trouver celui que l'on recherche. Il faut aussi un système de récupération efficace qui grâce à un indice puise dans la banque de données et retrouve le besoin.

Pour Alain Lieury, professeur de psychologie générale de l'université de Rennes II et directeur du laboratoire de psychologie expérimentale, la réussite scolaire semble liée à la fois à la quantité de connaissances stockées dans la mémoire de l'élève et à la qualité de son organisation.

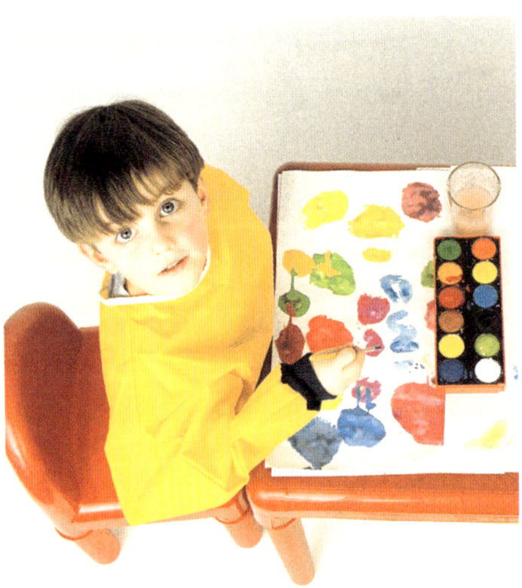

Toucher et se représenter l'objet

Pour percevoir l'environnement, l'enfant utilise tous ses sens. Il est incapable d'« apprendre » quelque chose s'il ne peut le toucher. Lorsqu'il n'aura plus l'objet sous les yeux, il aura besoin de se le représenter en pensée.

Pourquoi un enfant n'arrive-t-il pas à retenir ses leçons ?

De multiples facteurs peuvent entraver son apprentissage. Se sentir en sécurité, sentir que les autres ont une bonne image de lui, s'adapter aux contraintes de l'environnement, de la scolarité... sont autant de facteurs qui contribuent à le rassurer. Comment un enfant réussira-t-il à s'adapter alors qu'un autre dans les mêmes conditions va souffrir ? L'amour reçu qui contribue au sentiment de sécurité y est pour beaucoup. A l'école, les enfants sont soumis à une pression importante, qui devient angoissante. L'école devrait être source de stimulation qui aiderait l'enfant à prendre confiance en lui. Souvent elle est source de compétition sans merci, ou d'angoisse.

Combien de mots nouveaux faut-il apprendre au collège ?

Une étude a recensé les mots techniques et nouveaux des manuels scolaires dans 8 matières : mathématiques, physique, biologie, français, langues vivantes, histoire, géographie, instruction civique. Le nombre de mots nouveaux est de 6 000 en sixième, 10 000 en cinquième et 18 000 en quatrième (dont 5 300 en français, 3 200 en histoire et 2 600 en géographie). Combien de mots les élèves apprennent-ils en réalité ? 2 500 mots sur 6 000 en sixième (4 000 pour le meilleur élève contre 1 000 pour le plus mauvais), et 5 000 mots sur 10 000 seront acquis en fin de cinquième.

Une séparation en douceur

Si une mère profite de ce que son enfant joue ou la quitte des yeux, pour « filer », l'enfant va se préoccuper de ne jamais la quitter des yeux. Il ne sera plus disponible pour découvrir le monde et pour apprendre. Expliquez à l'enfant ce qui va se passer « je vais partir... je reviendrai », rassurez-le, il a peur d'être oublié. La séparation se passera beaucoup mieux.

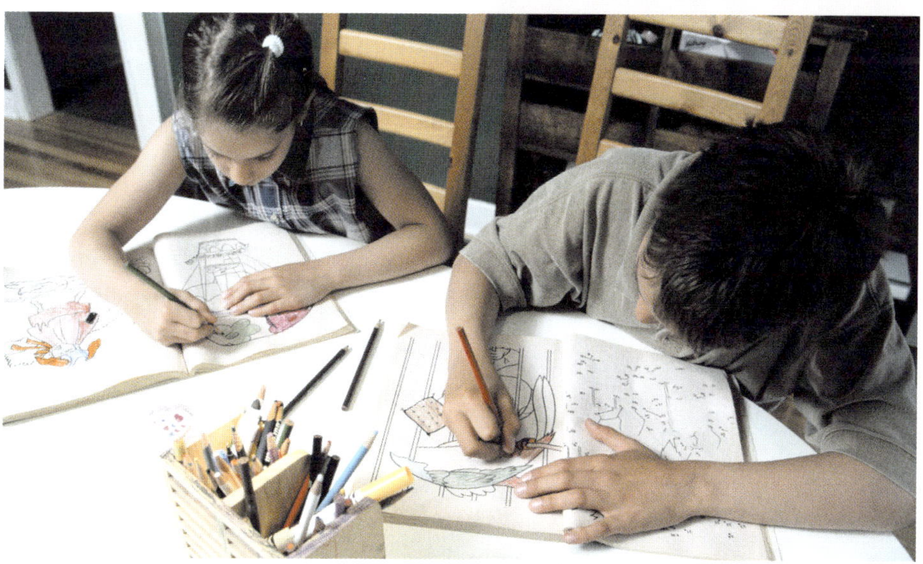

Ces mémoires qui étonnent

De tous temps les mémorisations prodigieuses ont surpris et ce d'autant plus que leurs mécanismes étaient mal connus. Elles ont été plus étudiées lorsqu'elles faisaient partie de maladies comme le syndrome d'Asperger ou l'autisme mais en dehors des maladies, certaines personnes se sont rendues célèbres grâce à de telles facultés.

Le syndrome d'Asperger

Ce sont des troubles du comportement qui s'apparentent à l'autisme avec un langage et une intelligence conservée. L'enfant se concentre sur des détails. La mémoire qui est très développée pour les détails, est parfois surprenante. mais sans esprit critique. L'enfant connait le sens de mots compliqués mais pas ceux qui sont usuels. Il saisit peu la signification de ce qu'il apprend.

Le syndrome de l'autiste savant

Ce syndrome a été mis en lumière dans le film Rain Man avec Dustin Hoffman. L'autisme est un trouble envahissant du développement qui se caractérise par des anomalies de la communication et du comportement. L'autiste a besoin d'un environnement stable fait de rituels et n'aime pas les changements. Certains autistes ont une mémorisation impressionnante. Ils retiennent d'abord des particularités locales ou « de surface » plutôt que la globalité. Les mots sont mémorisés d'après leur sonorité, plutôt que d'après leur signification. Ils ne classeront pas le mot « fauteuil » avec le mot « chaise » mais avec les mots en « euil ». Ils peuvent aussi reconnaître le changement d'une seule note dans une mélodie.

Répétition familiale inconsciente

Notre inconscient peut mémoriser des événements sans que nous en ayons conscience. Des traumatismes secrets (enfant illégitime, viol, maltraitance...) « ressurgissent » à la date anniversaire sous forme d'accident. Ce sont en quelque sorte des fantômes de la mémoire qui se manifestent à ces dates clés pour ne pas « oublier » un drame.

Pour le Pr Anne Ancelin Schutzenberger, docteur es lettres (Paris, Sorbonne) et docteur en psychologie, professeur des Universités, psychanalyste c'est le « syndrome d'anniversaire ». Une « transmission » inconsciente (reproduction), à travers les générations, d'un événement à une date ou période anniversaire, comme un cancer au même âge, un décès ou un accident à la même période qui se répètent à la génération suivante ou sur plusieurs générations (comme une "répétition familiale inconsciente"). Se libérer de ces fantômes est possible avec des thérapeutes maîtrisant l'aspect « transgénérationnel ».

Mémoire du membre fantôme

Dans 90% des cas d'amputation, l'impression de la présence, voire de mouvements du membre amputé persiste. De nombreux amputés ressentent aussi des années après, la sensation douloureuse éprouvée avant l'amputation. C'est la « douleur mémoire » ou « algohallucinose ». Les dentistes connaissent bien la douleur de la dent fantôme : la personne a l'impression que sa dent extraite est toujours présente.

Le champion du monde de la mémoire interdit de casino

Dominic O'Brien a remporté pour la huitième fois le Memory World Championship. Il peut mémoriser 2808 cartes (54 paquets de 52 cartes) en une heure, et les réciter dans l'ordre, pendant quatre heures... en ne faisant que 8 erreurs. Pourtant, il n'a poursuivi ses études que jusqu'en seconde et il était qualifié de dyslexique.

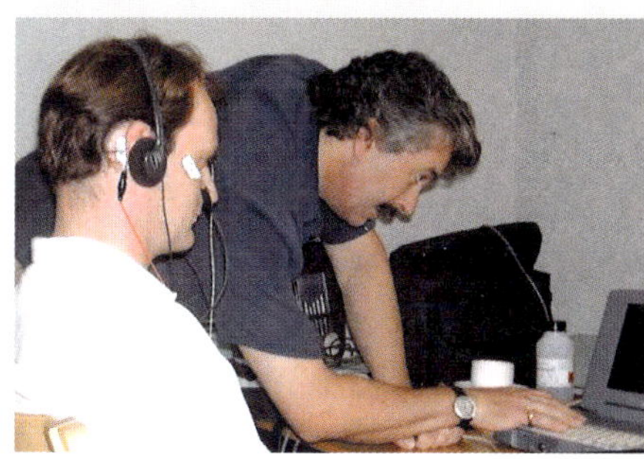

QU’EST-CE QUE LA MÉMOIRE ?

Les pièces du puzzle mnésique

L'Imagerie par Résonance Magnétique IRM ainsi que le travail du neuroscientifique Endel Tulving ont permis de classer la mémoire individuelle en cinq systèmes : la mémoire perceptive, sémantique, épisodique, de travail et procédurale ou d'action. De toutes ces mémoires, seule la mémoire de travail correspond à la mémoire à court terme. Les autres mémoires se regroupent dans la mémoire à long terme en dehors de la mémoire perceptive qui est à part.

Mémoire à court terme : la mémoire de travail

La mémoire à court terme permet de garder en tête une information pendant quelques instants.La mémoire à court terme reçoit les informations, fait le tri et conserve celles qui l'intéressent environ deux minutes s'il n'y a pas de répétition.

Un numéro de téléphone ? La mémoire de travail

Elle permet le calcul mental, le souvenir d'une série de mots, de lettres ou de chiffres. Cette mémoire fait appel à une autre composante : l'oubli à court terme. Par exemple, on se répète un numéro de téléphone, le temps de trouver un papier pour le noter. Si l'on est dérangé entre-temps, on peut être obligé de redemander le numéro que l'on aura déjà oublié.

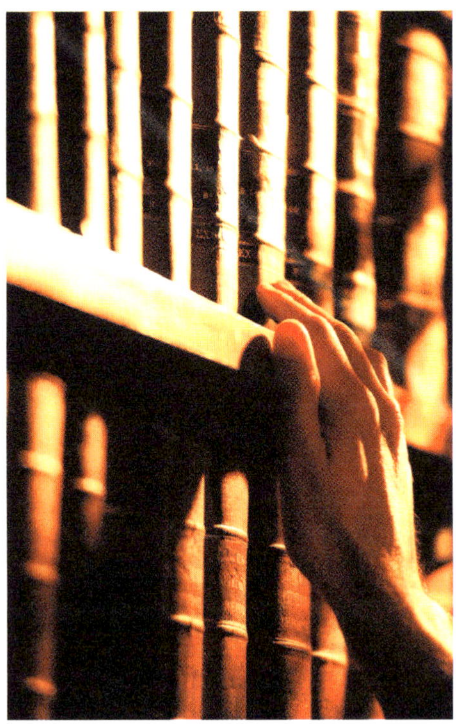

Quelque chose à classer ? La mémoire fichier

Avant d'apprendre un nouveau mot, la mémoire va le classer dans des catégories. Comme le fichier du bibliothécaire, ce classement permet de retrouver, plus facilement, le bon mot au bon moment. Si l'on énumère à des étudiants les mots d'une liste à mémoriser toutes les deux secondes, ils se rappellent en moyenne 7 mots. Tous les autres sont oubliés. Les premiers et les derniers mots de la série sont les mieux enregistrés. Les derniers mots sont probablement enregistrés dans la mémoire à court terme car si on les demande un peu plus tard, ils sont presque tous oubliés. Alors que les mots du début de série sont vraisemblablement stockés dans la mémoire à long terme puisque le rappel permet de les retrouver.

Individuelle ou collective

La mémoire collective est une mémoire partagée par un groupe, un peuple, une nation, un ou plusieurs pays. C'est une théorie scientifique qui dit qu'on ne se souvient jamais seul. C'est le sociologue Maurice Halbwachs qui a inventé le terme de « mémoire collective » par opposition à la notion de mémoire individuelle. Il fut déporté à Buchenwald où il est mort.

Internet modifie notre mémoire

Une équipe de l'université de Colombia a montré que les nouvelles technologies (avec Internet et ses moteurs de recherche sophistiqués) ont transformé notre façon de mémoriser. Au lieu de mémoriser des informations, l'internaute retient la façon de les retrouver en ligne. Il sait rechercher une information, et ne fait pas l'effort de la retenir. C'est la « mémoire transactive » Internet est devenu une sorte de mémoire externe de stockage collective.

Mémoire à long terme : votre bibliothèque personnelle

La mémoire à long terme est la bibliothèque dans laquelle nous puisons. Mémoire d'action, du savoir, des épisodes vécus ou des perceptions... tant de mémoires différentes pour une seule activité, celle de se souvenir.

La mémoire procédurale ou mémoire d'actions

Elle est spécialisée dans l'apprentissage de nouvelles procédures motrices (vélo), cognitives (multiplication) ou d'habiletés perceptives (jeux vidéo). Ce sont des habitudes, des automatismes qui ne peuvent s'acquérir que par l'action. Une fois acquise, elle est automatique, incons-

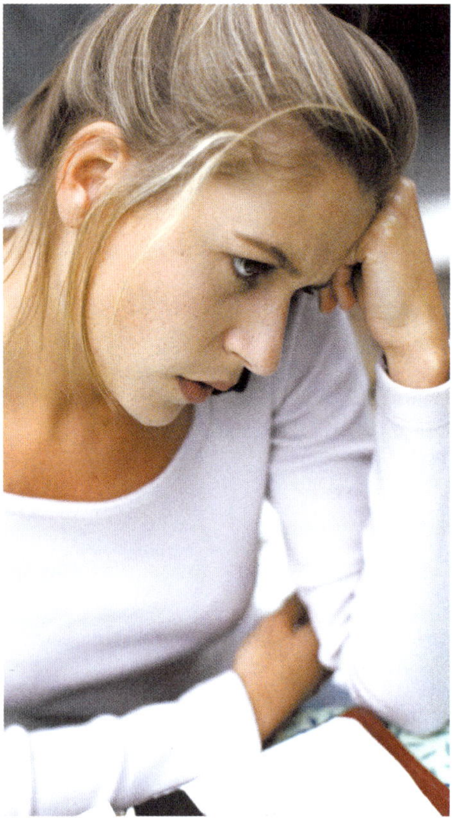

ciente. Nous l'évoquerons à nouveau dans la mémoire implicite non déclarative et inconsciente.

La mémoire du savoir ou sémantique

C'est l'ensemble des connaissances pratiques ou théoriques que l'on a acquises et conservées. C'est en quelque sorte notre encyclopédie. Elle intervient pour retenir la signification des objets, des mots, les concepts, les connaissances élaborées, culturelles, historiques, les symboles (Rome capitale de l'Italie, comment poser une soustraction, le sens des aiguilles d'une montre).

Elle se différencie de la mémoire perceptive qui enregistre la forme et la structure des objets et ne tient pas compte de leurs propriétés sémantiques (signification).

La mémoire des épisodes vécus ou épisodique

C'est la somme des événements, des expériences que nous avons vécus. Après stockage, le sujet enregistre un souvenir précis (ciné hier, voyage de noce en Italie). La mémoire épisodique contextualise dans le temps et l'espace des informations issues de la mémoire sémantique. Des connections entre mémoire épisodique et mémoire sémantique se font régulièrement pour mettre à jour le répertoire des connaissances. La mémoire est de moins en moins épisodique, elle devient sémantique. Le rappel des souvenirs de la mémoire épisodique est volontaire (l'hôtel du voyage de noce) ou involontaire (le barbu croisé au ciné qui me rappelle mon oncle).

La mémoire autobiographique a longtemps été assimilée à la mémoire épisodique. Aujourd'hui, on sait qu'elle est beaucoup plus complexe. C'est un mélange de mémoires d'épisodes vécus spécifiques à un individu, situés dans leur contexte (temps et espace), de mémoires perceptives et affectives ainsi que de mémoires plus générales sur soi. Elle permet de dater nos souvenirs et au fil du temps de se construire un sentiment d'identité et de continuité.

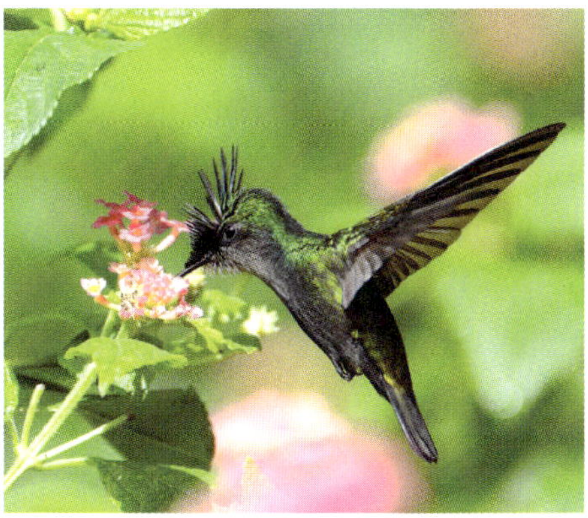

Pour la première fois la mémoire épisodique chez un animal sauvage !

Une étude britannico-canadienne publiée dans Current Biology prouve que les colibris ont une mémoire épisodique qui a toujours été considérée comme spécifique à l'homme. Ces oiseaux mémorisent, non seulement les endroits où se trouvent leur nourriture, mais également pour chaque fleur, le rythme de production du nectar. Ainsi, ils n'ont pas à faire d'effort superflu en se déplaçant vers des fleurs n'ayant plus de nectar.

Avec ou sans effort ? Mémoire explicite et mémoire implicite

Dans une classification où intervient l'intentionnalité, on distingue deux systèmes de mémoire à long terme : le système déclaratif, intentionnel ou explicite et le système nondéclaratif, non intentionnel ou implicite. Le premier sera sollicité pour retenir une leçon par cœur. Le second permet de retenir certaines données sans le vouloir vraiment, sans faire d'effort, comme lorsqu'on conduit une automobile.

Mémoire explicite : pour retenir sa leçon par cœur

Elle est considérée en quelque sorte comme la somme de la mémoire épisodique et de la mémoire sémantique. Apprendre par cœur consiste à lire et relire. La répétition permet de stocker les informations. Ces dernières passent alors de la mémoire explicite vers la mémoire implicite.

Mémoire implicite : retenir sans effort

La mémoire implicite est inconsciente, aucun effort à faire pour se remémorer. Cette mémoire automatique agit comme un pilote automatique.

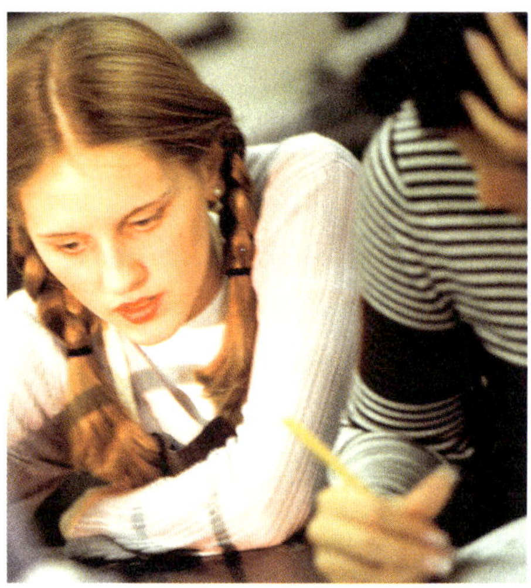

Elle intervient dans la mémoire procédurale car elle permet de se souvenir des procédures comme celle de faire du vélo, faire du ski, conduire sa voiture. Cette mémoire facilite les gestes de la vie quotidienne. Si on ne l'avait pas, il faudrait réapprendre à conduire tous les matins. Des chercheurs ont montré que chez des amnésiques dont la mémoire épisodique est effacée, la mémoire procédurale reste intacte.

Localisation

Aujourd'hui personne ne croit plus qu'une mémoire spécifique ou qu'un système de mémoire soit localisé dans une zone spécifique du cerveau. Cependant, on trouve toujours les localisations classiques de la mémoire (cf schéma).

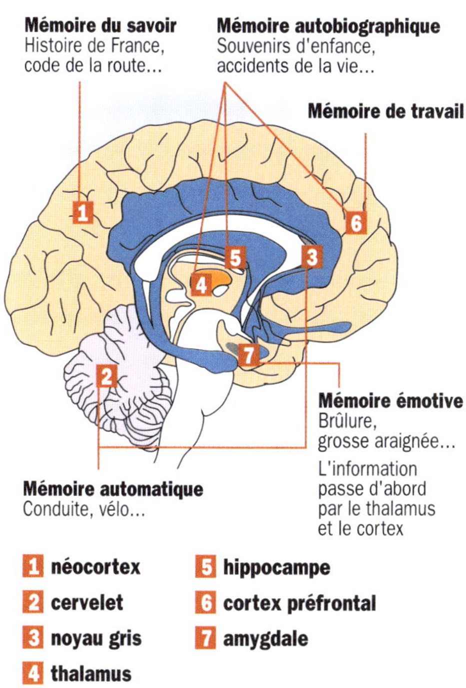

Une fois enregistré, c'est pour la vie :

- Faire du ski, du vélo, conduire,
- Taper à la machine,
- Jouer du piano.

Vous sursautez devant une grosse araignée velue ? Votre mémoire émotive est entrée en action. Dans la mémoire émotive, c'est comme sur l'autoroute : il y a une voie rapide et une voie lente. La première permet de percevoir la situation de façon grossière. Par exemple devant un point noir qui bouge, il faut agir vite, je sursaute et recule. La voie lente permet une représentation détaillée. J'examine le point noir avec plus d'attention et je réajuste mon comportement. Ce n'est qu'une bestiole donc je n'ai pas peur, je me calme ou c'est vraiment la grosse araignée velue que je crains et je saute sur un tabouret !

Comprendre des mots de lettres mélangées

Sleon une édtue de l'Uviner tisé de Cmabrigde, l'odrre des ltteers dans les mtos n'a pas d'ipmrotncae, la suele coshe ipmrotnate est que la pmeirère et la drenèire soit à la bnnoe pclae. Le rsete peut êrte dnas un dsérorde ttoal et vuos puoevz tujoruos lrie snas porlbème. C'est prace que le creaveu hmauin ne lit pas chuaqe ltetre elle-mmêe, mias le mot cmome un tuot. Notre cer veau reconnaît les mots et les rapproche du connu le plus probable. La lecture est possible même si elle est ralentie. La mémorisation d'un tel texte n'est elle pas plus complexe ?

La mémoire perceptive

La mémoire perceptive nous rappelle des images, des bruits, des sons, des goûts, des odeurs, des touchers, des formes, des visages et des mots. Les images subliminales sont traitées par cette mémoire. Elle nous permet de faire deux choses en même temps. Elle est automatique et non consciente.

Nos sens en éveil

Les capteurs sensoriels que sont nos yeux et nos oreilles et dans une moindre mesure nos papilles gustatives, notre peau et notre nez, regroupent d'abord les informations sensorielles dans la mémoire à très court terme. Cette mémoire immédiate les garde une fraction de seconde. C'est ensuite la mémoire à court terme qui va les conserver, le temps de savoir, s'il faut ou non les éliminer. Nous n'avons pas besoin d'encombrer notre cerveau avec des dizaines de visages croisés dans la rue ou les informations de la radio entendues d'une oreille distraite. Nous stockons donc les informations sensorielles utiles dans la mémoire à court terme puis dans la mémoire à long terme.

Mémoire visuelle

La mémoire des dessins ou des photos se fait grâce à un codage imagé associé à un codage verbal. Il faut un minimum de temps pour que le dessin soit emmagasiné et que le codage verbal agisse. Si les images sont présentées à grande vitesse, la mémorisation ne se fait plus. Sachez qu'avec trois fixations visuelles par seconde, la mémoire enregistre plus d'un milliard d'images en vingt ans.

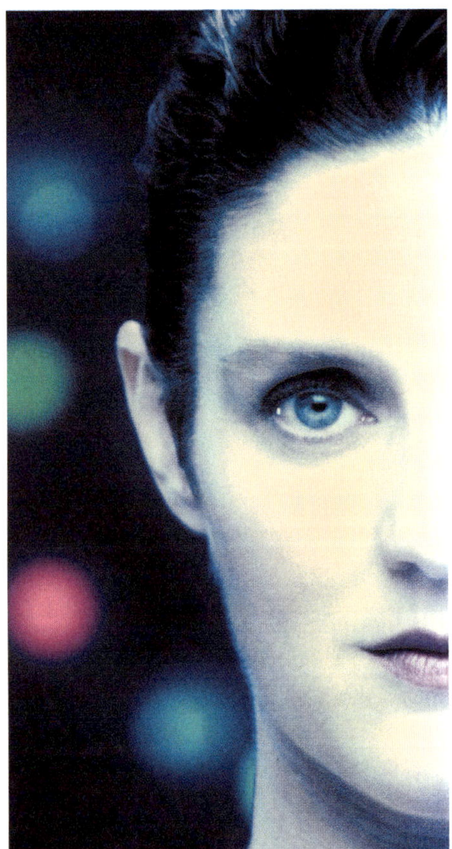

L'hypnose, perceptions dans un état modifié de conscience !

Aux États-Unis, l'hypnose est depuis les années 80 une méthode largement utilisée en psychothérapie. Son but est de faire resurgir des souvenirs inconscients. Cependant l'hypnose facilite aussi la modification et même la création de souvenirs. Risque principal : fabriquer de faux souvenirs et se convaincre de leur réalité. C'est le « syndrome du souvenir fabriqué ». De nombreux procès ont vu le jour à la suite de « viols retrouvés » dans l'inconscient, mettant en cause un membre de la famille alors que rien ne s'était passé.

Mémoire auditive

Les performances de la mémoire sont augmentées lorsque la personne lit le texte. Il ne faut pas se contenter de lire des yeux, il faut aussi le lire, peu importe que ce soit à voie basse ou haute.

Mémoire gustative et olfactive

Comme la madeleine de Proust, vous avez sûrement réveillé un souvenir ancien par une odeur ou un goût. Dans nos villes, les croissanteries diffusent des odeurs chimiques de viennoiseries pour attirer le client. Ces odeurs peuvent faire rejaillir des souvenirs lointains. La mémoire des odeurs est la plus difficile à étudier car le temps de présentation d'une odeur est plus long que le temps de stockage à court terme. Chez l'homme, les expériences montrent que la mémoire des odeurs et des goûts existe très tôt.

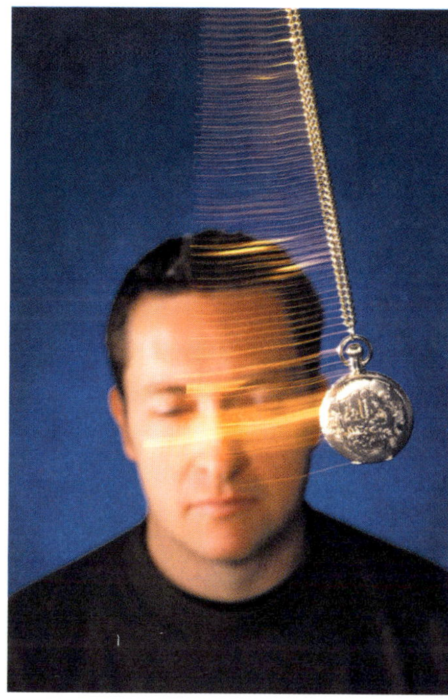

La biologie de la mémoire

Les cellules nerveuses (neurones) de notre corps ne se touchent pas, et pourtant elles communiquent. Comment font-elles ?

Elles utilisent des messagers chimiques que l'on appelle neurotransmetteurs ou neuromédiateurs. Libéré par un neurone, le messager chimique franchit l'espace (ou synapse) qui le sépare d'un autre neurone avant d'être réceptionné par des protéines spécialisées du neurone récepteur, comme une clé dans sa serrure. Le message est reçu.

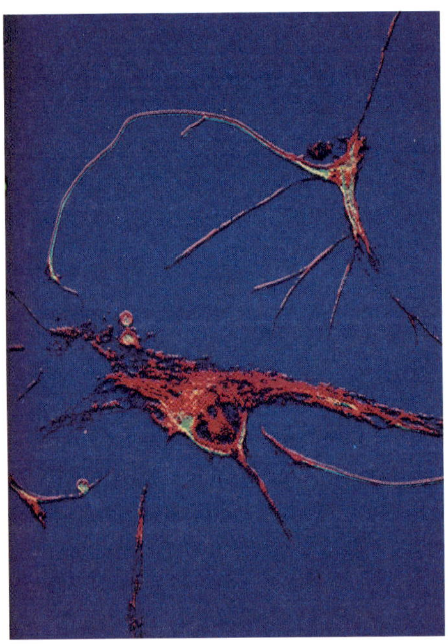

Le neurone récepteur devient à son tour émetteur du message. Ceci provoque une succession d'informations chimiques qui se transforment en informations électriques. Les messages entre neurones se propagent d'autant mieux que les membranes sont fluides, ce qui est le cas quand l'alimentation apporte des acides gras polyinsaturés (graisses végétales, huiles de poisson) et des phospholipides.

Les différents neurotransmetteurs

Le cerveau utilise de nombreux messagers chimiques. Les plus connus sont l'acétylcholine, la dopamine, la noradrénaline, la sérotonine, le Gaba (acide gamma aminobutyrique). L'acétylcholine est le neurotransmetteur majeur dans le domaine de la mémoire. La noradrénaline aide à retenir les informations qui mettent en jeu les émotions. La dopamine facilite l'éveil. De la sérotonine peut

La maladie de Huntington

La chorée de Huntington est une maladie rare, touchant une personne sur 10 000, d'origine génétique, qui touche des adultes jeunes. La maladie se manifeste par la dégénérescence de certains neurones. Elle provoque une détérioration de la mémoire, de l'attention, du langage, et des mouvements involontaires ou « chorée ».

dépendre le stockage et la restitution des informations. Le Gaba agit aussi sur ce dernier élément. En général, les neurones communiquent entre eux calmement. Lorsque des stimulations répétées surviennent, les messages sont libérés en plus grande quantité.

Pendant l'apprentissage, nous créons de multiples réseaux neuronaux de communication. Comme sur Internet, tous les jours de nouveaux abonnés créent de nouvelles connections. De nou veaux circuits peuvent se créer à tout âge et nous les stimulons lors du rappel d'un souvenir.

Les repas riches en protéines favorisent la sécrétion de neuromédiateurs qui stimulent les fonctions mentales (dopamine et noradrénaline) et freine celles des neurotransmetteurs sédatifs (sérotonine).

Comment les neurones communiquent

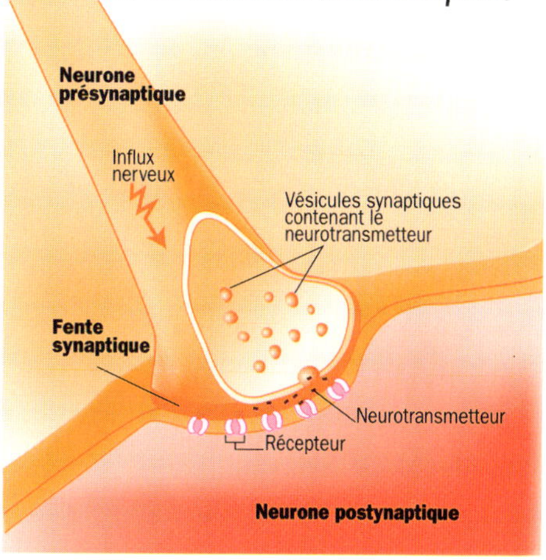

Pour acheminer des informations, souvenirs, émotions, les neurones font appel à des messagers chimiques appelés neurotransmetteurs. Ceux-ci sont stockés dans des vésicules spéciales. Lorsqu'un neurone reçoit une information sous la forme d'un signal électrique, les vésicules libèrent leur neurotransmetteurs. Celui-ci franchit l'espace qui sépare 2 neurones et va se loger dans des recepteurs spéciaux du neurone destinataire du signal. L'arrivée du neurotransmetteur déclenche un nouveau signal électrique.

Les bienfaits de la surprise

Lorsque vous recevez une récompense inattendue, mais aussi lors d'une expérience agréable (écouter de la musique, manger du chocolat), le cerveau libère de la dopamine. Ce messager excite les zones du cerveau qui régissent le comportement, la motivation et l'apprentissage. La prise de substances toxiques comme le tabac, l'alcool, l'ecstasy, la cocaïne ou l'héroïne, augmente aussi la dopamine.

LES STRESS ENNEMIS DE LA MÉMOIRE

« J'ai le mot sur le bout de la langue » : les états de stress ou de fatigue peuvent être responsables de difficultés à trouver le bon mot. Ils ne sont pas favorables au bon développement de la mémoire.

Le stress oxydatif : une rouille intérieure

L'oxygène est indispensable à la vie. En respirant comme en mangeant, nous brûlons de l'oxygène. Mais cette combustion n'est pas parfaite. Elle laisse fuir des fragments de molécules qu'on appelle radicaux libres, dont le corps se protège avec des antioxydants (comme le sélénium, la vitamine C, etc.). Ces radicaux libres peuvent avoir dans certains cas un effet bénéfique, pour dilater les vaisseaux sanguins ou détruire les virus et les cellules cancéreuses.

Mais ils endommagent sans discernement les protéines, les graisses, les tissus de l'organisme. Lorsque la production de radicaux libres est trop importante, les dégâts se propagent : c'est le stress oxydatif. Il aggrave les trous de mémoire parce qu'il perturbe le message transmis par les neurotransmetteurs. En effet, les radicaux libres altèrent les récepteurs (serrures) sur les neurones, mais ils oxydent aussi les membranes des cellules nerveuses, ce qui les rend moins fluides, donc moins sensibles aux messages qu'elles reçoivent. Un équilibre doit exister entre les antioxydants (vitamines) et les pro-oxydants (stress). Les stress : psychique (surmenage scolaire ou professionnel, traumatismes émotionnels, décalage horaire), physique (bruit) conduisent au stress oxydatif néfaste à un bon rendement intellectuel.

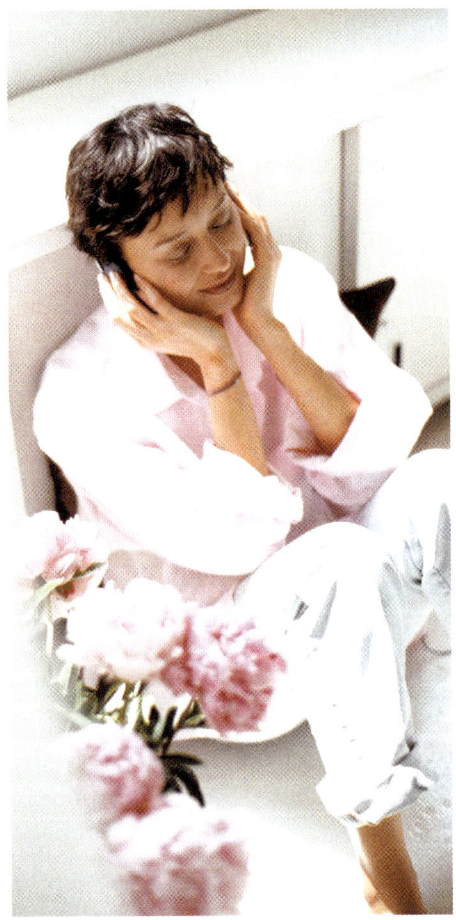

Le stress oxydatif est impliqué aussi bien dans le processus normal de vieillissement que dans la maladie d'Alzheimer. « La durée de la vie humaine pourrait être prolongée de cinq à dix ans si les peroxydes et les molécules génératrices de radicaux libres étaient contrôlés dans l'environnement et la nourriture ».

Les bébés stressés

Une équipe de l'Inserm a démontré qu'un stress maternel majeur durant la période de grossesse perturbe durablement le développement des cellules nerveuses de l'enfant. Ces perturbations se font sentir de l'adolescence à la sénescence. Ces sujets ont un déclin cérébral plus important que lors du vieillissement normal associé à des troubles d'apprentissage.

La mémoire vieillit

Le vieillissement normal entraîne, à partir de 20 ans, une détérioration du temps de réaction. Avec l'âge, les capacités d'attention diminuent, les facultés de rappel sont moins efficaces et l'encodage est réduit. Mais grâce à l'âge, l'expérience et les capacités d'anticipation permettent de compenser ces moins bonnes capacités d'apprentissage. Expérimentalement, une personne âgée en bonne santé aura des difficultés pour se souvenir d'une liste de mots appris sans aide. Mais si on lui donne des indices sur le sens des mots, elle les retrouvera. En prenant de l'âge, les tâches de reconnaissance ou d'apprentissage de procédures ne sont pas trop altérées.

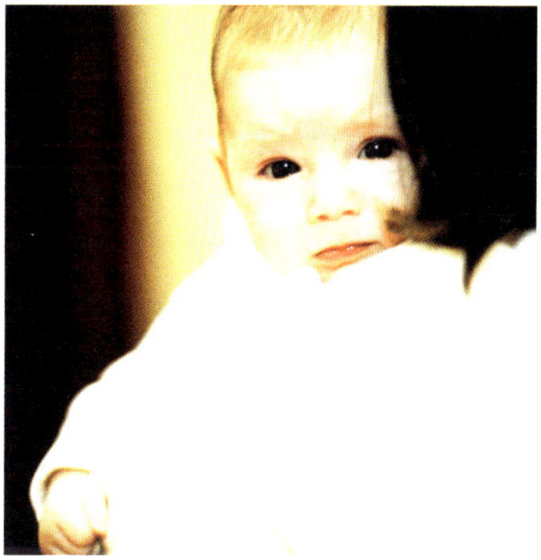

« J'ai la mémoire qui flanche » : le stress mental ou psychique

Le stress est un terme anglais qui signifie effort, tension, contrainte. C'est avant tout un ensemble d'éléments insupportables. Contrairement à une idée reçue, le stress peut aussi provenir d'événements heureux.

Sur l'échelle de stress de Holmes et Rahe (qui va jusqu'à 100), le mariage (50), la grossesse (40), les vacances (13) et les fêtes de Noël (12) sont aussi facteurs de stress. Le stress joue des tours à la mémoire. La définition de Robert Dantzer, directeur de recherche à l'Inserm, est beaucoup plus poétique : « les biologistes ont créé le terme de stress pour désigner l'orage biologique déclenché aussi bien par les événements catastrophiques, que par les conflits des passions ».

Les dégâts du stress

La surcharge scolaire, les traumatismes émotionnels (divorce) perturbent l'apprentissage. « L'enfant du divorce » a la tête ailleurs ! La maltraitance et les abus sexuels sont responsables de troubles du comportement et de la scolarité qui se manifestent par une incapacité à se concentrer. L'enfant évite de penser, comme on évite de fréquenter un lieu menaçant. L'enfant maltraité n'est pas disponible pour la scolarisation et peut se marginaliser. Cependant, certains trouvent parfois une « béquille » dans le travail scolaire. Dans tous les cas, un stress qui dure et qui aboutit à l'épuisement n'est pas bon pour la mémoire.

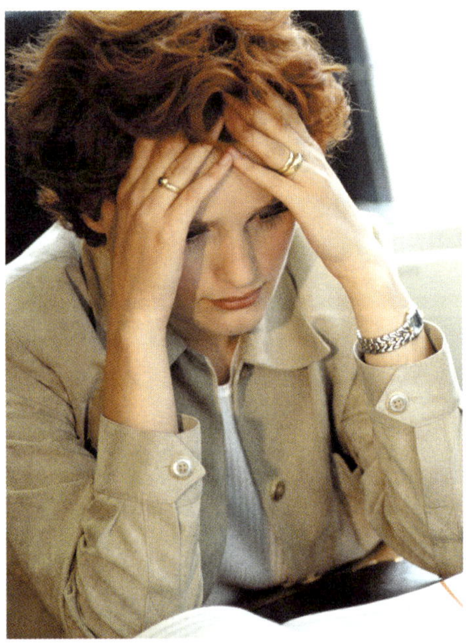

S'adapter au stress

Pour Hans Selye, le « père du stress », l'organisme réagit au stress en trois temps :

- la phase d'alarme pendant laquelle l'organisme mobilise ses ressources pour se défendre ;
- la phase de résistance ou d'adaptation au cours de laquelle on lutte ou on fuit pour s'adapter à la situation nouvelle ;
- si le stress se poursuit : la phase d'épuisement au cours de laquelle les possibilités adaptatives sont débordées. On ne peut plus ni lutter ni compenser. On décompense avec des risques de dépressions ou d'autres maladies. C'est lors de cette phase que la mémoire est très perturbée.

Le bon stress

Face au stress (passer un examen), l'organisme allume tous ses clignotants. Le cerveau libère les messagers du stress. La phase d'alarme correspond à la mise en place de stratégies. Si elles sont adaptées, la situation sera maîtrisée, le stress va conduire au plaisir. C'est le bon stress. Malgré les stratégies, la phase de décompensation peut se produire (stress chronique non maîtrisé). Le stress est alors source de préjudice. C'est le mauvais stress. On comprend ainsi que le bon stress pour une personne sera nocif pour une autre, car les capacités d'ajustement sont différentes d'un individu à l'autre.

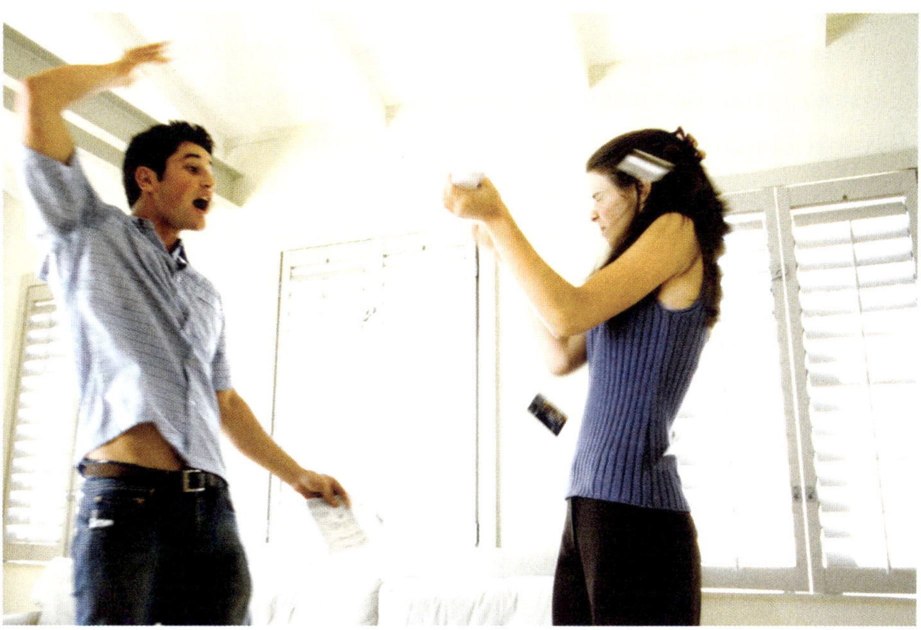

Le stress chronique

Pour Henri Laborit, ce qui sépare le choc (agression aiguë) du stress (agression chronique), c'est la mémoire. Ses expériences montrent que si l'on place des animaux dans des situations de lutte ou de fuite, ils se portent bien au bout de huit jours et ils prennent même du poids. Mais des animaux qui ont mémorisé que leur action était inefficace, perdent alors l'espoir et ne cherchent plus à fuir quand on leur en donne la possibilité. Ils ne bougent plus, perdent du poids et développent des ulcères d'estomac. Les neuromédiateurs du stress sont libérés. Ils provoquent une constriction des vaisseaux, une hypertension artérielle chronique.

Le stress post-traumatique

C'est une forme d'anxiété qui se manifeste à la suite d'un stress important dans lequel la personne a vu la mort de près. Il touche fréquemment les anciens combattants. Il se manifeste par des « flash-back », des pleurs, des cris, des insomnies, des maux de tête, des troubles de concentration et de la mémoire. Le stress peut provoquer une augmentation de certaines hormones. La noradrénaline est sécrétée en grande quantité dans le cerveau mais également dans tout l'organisme alors que les morphines endogènes (provenant de l'organisme) aux effets apaisants, voire euphorisants, sont réduites.

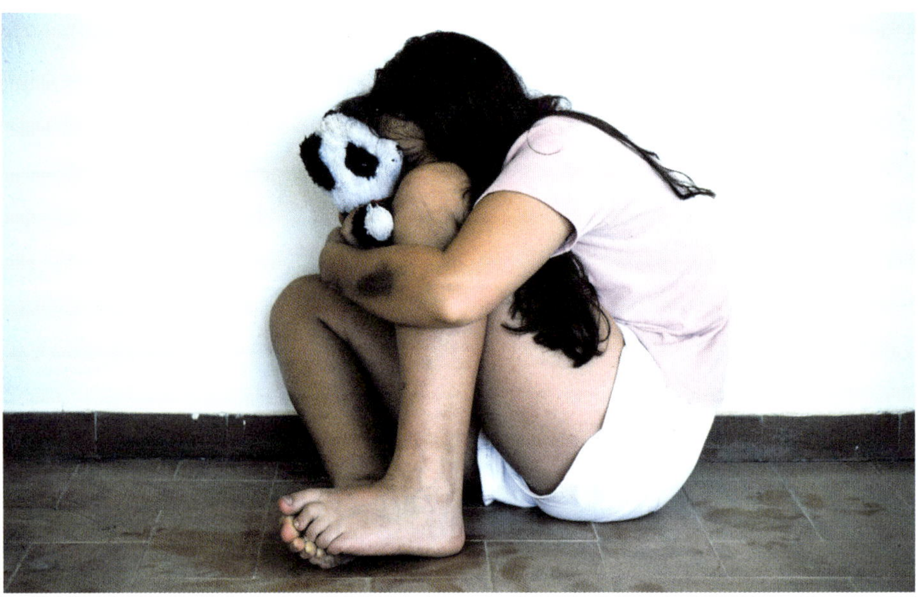

En 1972, Laborit soumet tous les jours des « animaux sans espoir » à un choc électrique avec coma. Ce type de choc empêche le passage de la mémoire immédiate à la mémoire à long terme. Il constate que ces animaux se portent bien car ils ne se rappellent plus que leur action a été inefficace la veille.

Pour faire face de façon efficace, les animaux doivent ignorer la douleur et se concentrer sur la façon d'échapper au danger.On peut noter que les états d'inhibition de l'action (comme chez les animaux sans espoir) augmentent considérablement les processus oxydatifs à l'origine de la formation de radicaux libres, qui accélèrent le processus de vieillissement.

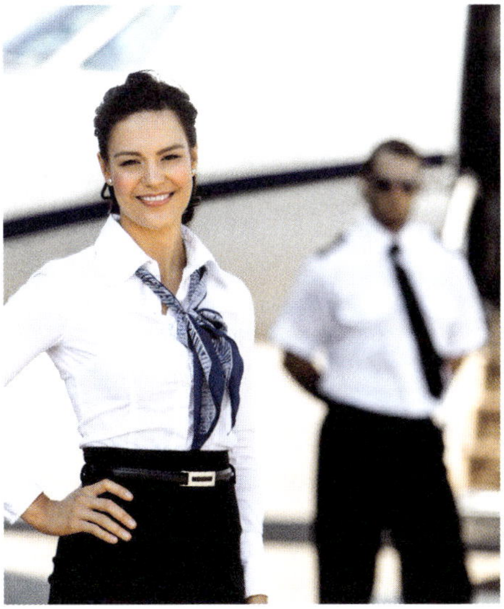

Le « jet lag »

Les personnels des vols long-courriers qui subissent le « jet lag » (stress induit par les décalages horaires) éprouvent des troubles de la mémoire. Les employées de compagnies aériennes internationales ont été réparties en trois groupes : celles restant au sol, celles faisant des vols réguliers intérieurs et celles faisant des vols long-courriers.

On a découvert que sur ce dernier groupe, le taux de cortisol (l'hormone du stress) était le plus élevé lorsque les vols entraînaient des décalages horaires de plus de 3 heures (transméridiens). Les personnes qui accomplissaient ce travail depuis plus de 4 ans, avaient des temps de réaction plus longs aux tests de mémoire visuelle. Un niveau chroniquement élevé de cortisol dans l'organisme provoque probablement une chute des fonctions cognitives.

Le bruit perturbe l'attention

« Ça me casse les oreilles » ! Certes, mais le bruit intense est également à l'origine d'autres dysfonctionnements importants et insoupçonnés.

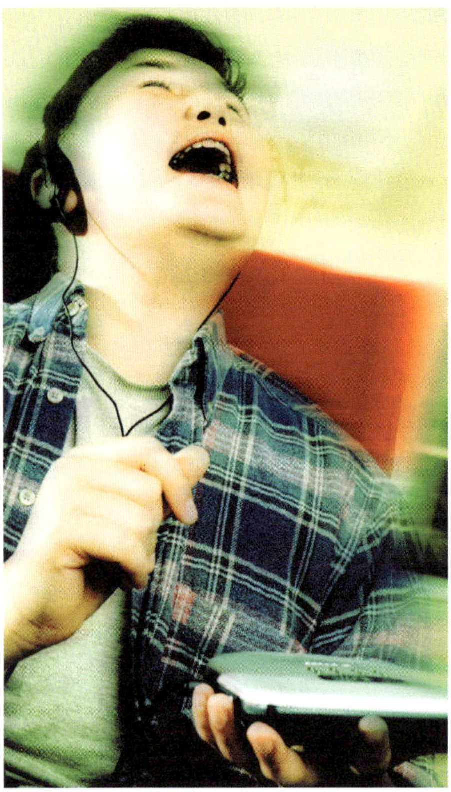

Le bruit intense provoque une accélération des battements cardiaques, une hausse de la tension. Il entraîne aussi des effets néfastes sur le système neurovégétatif, les hormones, les réponses sensorielles et motrices et bien sûr le sommeil. Les perturbations du sommeil peuvent avoir de graves répercussions chez l'enfant dont le cerveau est en cours de formation. Il peut être responsable de céphalées, de fatigue auditive, de troubles de l'attention et de ralentissement des idées. Un cocktail désastreux qui perturbe les performances et les processus d'apprentissage.

Les perturbations du sommeil minent la mémoire

Une personne exposée au bruit met deux fois plus de temps pour trouver le sommeil qu'une personne dormant au calme. Durant la nuit, le bruit provoque des réveils intempestifs, une dégradation de la qualité du sommeil qui devient alors plus léger. En général, le réveil se fait plus tôt le matin. Plus on est exposé au bruit pendant la journée, moins la nuit sera faite de sommeil paradoxal (phase du sommeil qui a un lien avec la mémoire). Arrêter de respirer plus de 10 secondes pendant son sommeil : c'est ce que l'on appelle l'apnée du

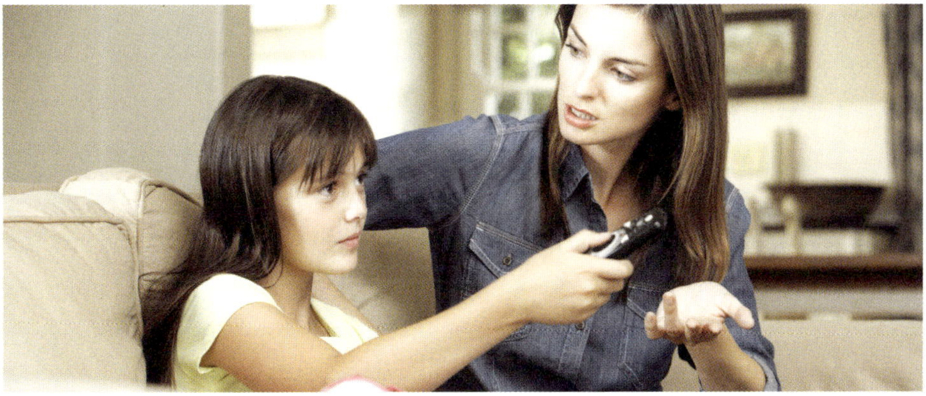

sommeil et elle peut intervenir 5 à 10 fois en une heure. La reprise respiratoire s'associe à un ronflement bruyant. Cette apnée diminue l'apport d'oxygène au cerveau. Seul le réveil permet de retrouver une respiration normale. Cette apnée est donc responsable de fatigue, d'effets sur la mémoire et la concentration, de somnolence, d'irritabilité, de dépression et même d'hypertension artérielle. Si vous avez un doute, votre médecin peut vous adresser aux « centres du sommeil » qui sont des services hospitaliers spécialisés.

Bruit et apprentissage ne font pas bon ménage

Un enfant qui grandit dans une ambiance trop bruyante aura des difficultés à sélectionner son attention. Par contre, s'il évolue dans une maison calme, il imitera plus vite l'adulte et ses acquisitions seront plus rapides. De même, une école trop bruyante n'est pas favorable à l'apprentissage.

La musique favorise la mémoire

La musique pourrait favoriser l'apprentissage. Elle permet de relier les deux hémisphères du cerveau. Le cerveau droit (qui intervient pour comprendre la situation globale et l'intuition) apprend la mélodie. Le cerveau gauche (qui est logique) apprend les paroles. Si l'on apprend en chanson, ce sera une aide supplémentaire pour la mémorisation. De plus, si des mouvements y sont associés, ce sera encore mieux.

Mais attention, il y a musique et musique. Le rock, le rap ou la techno ne sont favorables ni au travail scolaire ni à la vigilance car la musique diminue alors l'attention. Si vous souhaitez vous concentrer, c'est du silence qu'il vous faut ou une musique douce en fond sonore !

LES LIAISONS DANGEREUSES

Nos villes baignent dans une «mer» de CEM, métaux, polluants persistants comme un électrosmog invisible qui côtoie d'autres toxiques comme les drogues.

CEM

Les champs électromagnétiques (CEM) sont composés de fréquence extrêmement basse (ELF), de radiofréquence (RF),...

ELF et Alzheimer

Les ELF se situent autour de 50Hz, soit la fréquence du courant électrique domestique, des lignes électriques, les transformateurs... Röösli M (Suisse) a montré, qu'il existe une relation entre une exposition prolongée aux ELF et la maladie d'Alzheimer. Cette étude qui concerne 20141 employés des chemins de fer fédéraux montre que l'exposition moyenne aux ELF cumulée sur une vie est 9 fois supérieure chez les conducteurs de locomotives par rapport aux personnels de train. Feychting (Suéde) montrait déjà en 2003 qu'il y avait 2,5 fois plus de maladies d'Alzheimer chez les conducteurs de locomotives que chez les sujets non exposés.

Les RF, ne soyez pas trop portés sur le portable

Les RF sont produites par les stations de téléphonie mobile de base, téléphones sans fil numérique amélioré (DECT Digital Enhanced Cordless Telephone), jouets télécommandés, réseaux sans fil (wifi, bluetooth) et moniteurs pour bébé. Une station de base de téléphone sans fil dans la maison expose à un même niveau de RF qu'une antenne de téléphonie mobile à proximité. Le Centre

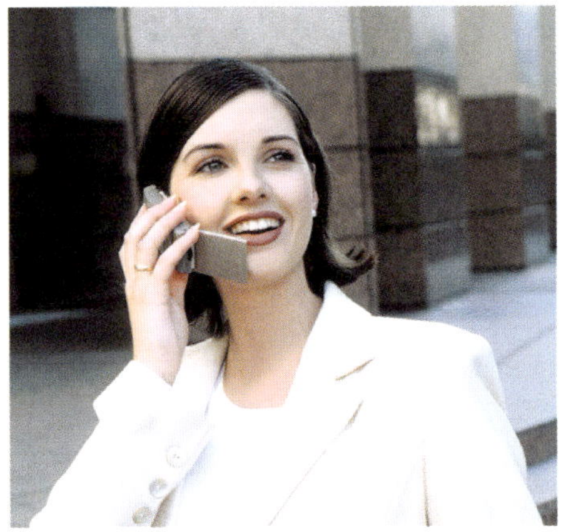

L'explosion de la téléphonie mobile

Dans le monde, le nombre d'abonnement mobile est passé de 2,75 milliards en 2006 à plus de 6 milliards en 2012 avec actuellement 2 millions de nouveaux clients chaque jour. Combien de stations de base seront encore nécessaires ? Le téléphone mobile ne transmet de l'énergie que lors des communications, alors que les stations de bases transmettent continuellement des signaux.

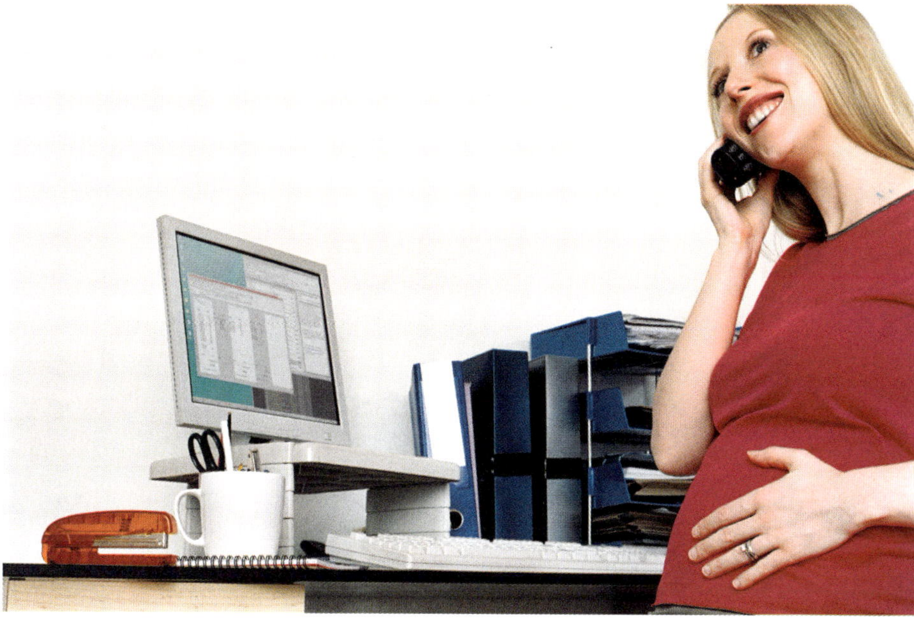

International de Recherche sur le Cancer (CIRC) de l'OMS a classé les champs électromagnétiques radiofréquences comme « peut-être cancérogènes pour l'homme » (Groupe 2B). L'utilisation des portables accroît le risque de gliome (tumeur du cerveau) et de neurinome de l'acoustique, 10 à 20 ans plus tard.

Ondes et foetus

Les ordinateurs portables avec connexion Internet sans fil d'une part et le téléphone portable dans la poche ou à la ceinture d'autre part sont responsables d'une altération du développement du cerveau du fœtus. Ceci entraînerait des problèmes d'hyperactivité, d'apprentissage et de comportement.

Risques à haute température

Une étude française montre que les ondes électromagnétiques perturbent la régulation thermique, le sommeil et l'appétit des rats même à un faible niveau d'exposition (équivalent à celui mesuré à coté d'antennes relais). Lorsque la température extérieure augmente (31°), les rats exposés ne perçoivent plus la chaleur et mangent beaucoup plus sans que l'on sache si cela peut avoir un lien avec l'obésité. De plus la qualité du sommeil des rats se dégrade ceci pourrait expliquer des difficultés de mémorisation et des troubles de l'apprentissage.

Alcool : une drogue sournoise !

L'alcool a des effets contrastés sur la mémoire. À dose modérée, il semble bénéfique. Mais attention aux excès !

Le cortex frontal permet de réaliser les tâches cognitives. Il est particulièrement sensible aux effets de l'alcool. Ceci explique que les troubles cognitifs s'observent chez plus de 50 % des consommateurs excessifs. Ces troubles peuvent persister pendant plusieurs mois voire plusieurs années après le sevrage. Quel que soit l'âge, les effets de l'alcool sont néfastes pour la mémoire. Les hommes qui avalent plus de 4 ou 5 verres d'alcool par jour, les femmes qui en consomment plus de 2 ou 3 sont considérés comme consommateurs excessifs.

Les vapeurs d'alcool qui aident la mémoire

Une étude française suggère que la consommation modérée de vin rouge aurait un rôle dans le maintien des capacités de la mémoire, de l'attention et de la résolution de problème, chez les femmes de plus de 60 ans. Explication possible : l'activité antioxydante des composés phénoliques du vin rouge.

Les vapeurs d'alcool qui embrument la mémoire

Une « cuite », consommation excessive ponctuelle d'alcool, peut entraîner une perte de la mémoire autobiographique.

Une consommation excessive chronique de plus de 4 ou 5 verres d'alcool par jour chez l'homme et plus de 2 ou 3 chez la femme, provoque progressivement des pertes de mémoire à long terme et à court terme. Les troubles cognitifs s'observent chez plus de 50% des consommateurs excessifs. Une consommation modérée (14 verres/semaine chez l'homme et >7/semaine chez la femme) sont à risque pour le cerveau. Des Américains ont montré un effet défavorable sur l'apprentissage et la mémoire. Le syndrome de Korsakoff est la première cause d'atteinte de mémoire sévère chez l'alcoolique chronique (amnésie, impossibilité d'apprendre, fabulation et fausses reconnaissances).

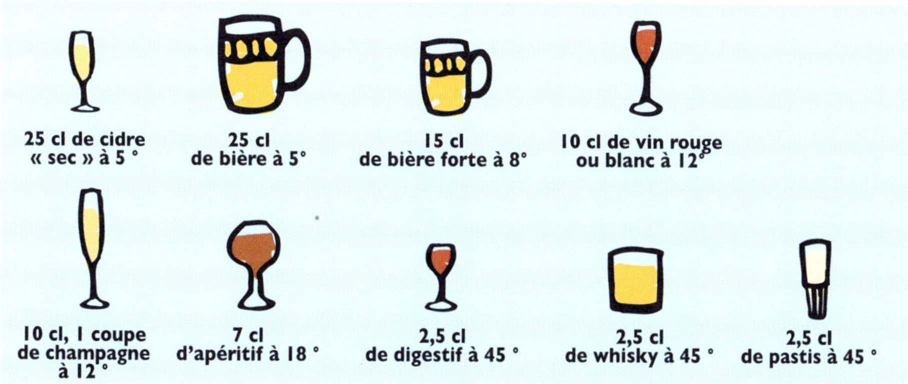
25 cl de cidre « sec » à 5 °
25 cl de bière à 5°
15 cl de bière forte à 8°
10 cl de vin rouge ou blanc à 12°
10 cl, 1 coupe de champagne à 12 °
7 cl d'apéritif à 18 °
2,5 cl de digestif à 45 °
2,5 cl de whisky à 45 °
2,5 cl de pastis à 45 °

La consommation d'un seul verre standard suivant entraîne une alcoolémie d'environ 0,20 g par litre de sang chez l'homme et 0,33 chez la femme (plus si l'on est à jeun

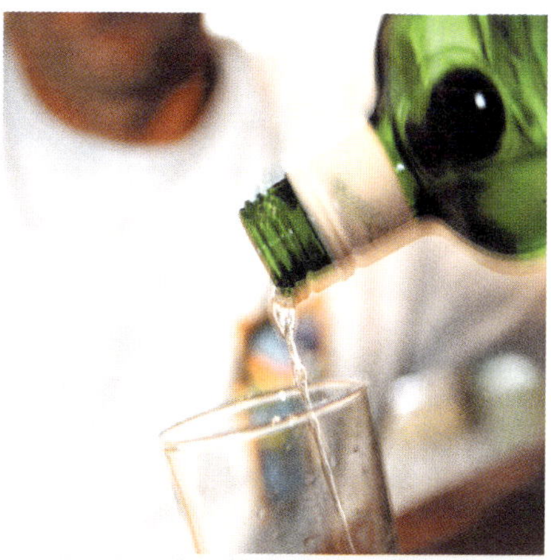

L'alcool qui perturbe la mémoire (consciente), augmente aussi notre capacité à « apprendre »...qu'il faut consommer plus d'alcool ! C'est notre mémoire "subconsciente" (inconsciente) qui, par l'intermédiaire de neurones à dopamine, renforce la formation de souvenirs et d'habitudes en lien avec la nourriture, la musique, les personnes et les situations sociales. L'alcoolique n'est pas dépendant au plaisir de boire de l'alcool mais à cette multitude de signaux.

Alcool et grossesse

Le risque d'accoucher d'un enfant ayant des troubles cognitifs apparaît généralement pour des consommations de plus de 20 g d'éthanol par jour (un verre standard = 10 g d'éthanol). On retrouve une réduction du QI de 5 à 7 points, si la mère a pris 2 à 3 verres par jour pendant la grossesse.

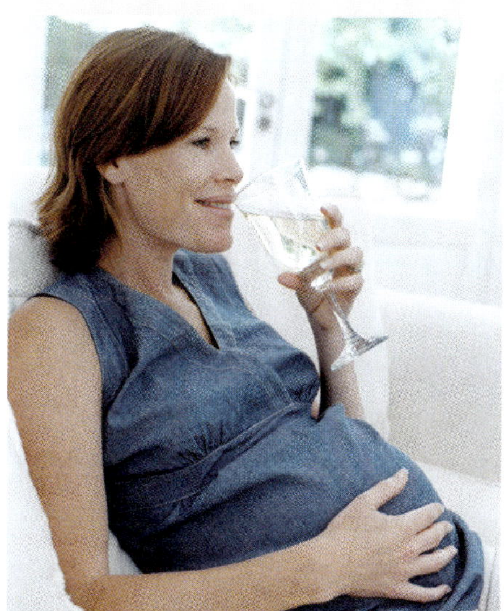

Cannabis et ecstasy : de l'euphorie à l'oubli

Cannabis et ecstasy sont peu connus pour les troubles cognitifs qu'ils procurent.

Le cannabis

L'euphorie recherchée n'est pas toujours au rendez-vous. La prise peut provoquer l'ivresse cannabique avec hallucinations ainsi que des palpitations, un ralentissement des réflexes, des troubles de l'attention, de la concentration et de la mémoire. En cas de consommation régulière, il existe un risque de psychose cannabique avec bouffées délirantes ainsi que des troubles cognitifs persistants. Après inhalation, le cannabis pénètre rapidement dans le sang puis dans le cerveau (forte affinité pour les graisses). Deux zones sont particulièrement touchées quand la consommation est quotidienne : l'hippocampe (mémoire autobiographique) et l'amygdale (mémoire émotive).

Les cannabinoïdes (CB)

Le THC est responsable d'euphorie, de vertiges, d'anxiété et de psychose. Il est en forte concentration dans le cannabis produit par manipulations génétiques, le Skunk-type. Il est responsable d'une augmentation du nombre de déficience cognitive (de légère à sévère) chez les jeunes utilisateurs ainsi que de troubles psychotiques comme la schizophrénie. Il est prouvé qu'il y a deux fois plus de psychoses chez les consommateurs de cannabis.

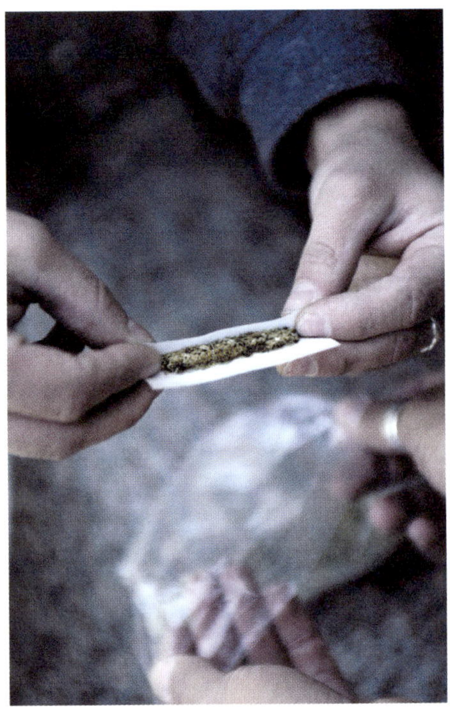

Le CBD, lui, se trouve à des taux élevés dans le haschich ou les herbes locales. Une équipe de chercheurs bordelais a montré que le CBD se fixe sur un type de récepteurs (CB1) dans l'hippocampe. Il diminue ainsi la force de connexion entre les neurones et bloque les effets néfastes du THC. Ceci pourrait permettre d'optimiser le potentiel d'utilisation thérapeutique du cannabis limité par d'importants effets indésirables probablement liés au THC.

L'ecstasy

L'ecsta ou X ou XTC est un produit de la famille des amphétamines utilisée pour ses actions euphorisantes. Elle est responsable de confusion, d'irritabilité, et de troubles de la mémoire. La molécule chimique active, la MDMA, ou MD (pour 3,4-méthylène-dioxyméthylamphétamine) est neurotoxique. Elle est fréquemment associée à d'autres produits dangereux. Une étude allemande montre que la consommation de MDMA, même en faibles quantités (10 comprimés dans une année) et sur de courtes périodes provoque des atteintes de la mémoire. Des chercheurs Néerlandais ont trouvé que l'hippocampe des consommateurs avait un volume réduit en moyenne de 10,5%. Cette zone active dans la mémoire autobiographique est aussi la première atteinte dans la maladie d'Alzheimer.

Ados à risque

Les études montrent que la consommation de cannabis à l'adolescence provoque des troubles cognitifs durables persistant à l'âge adulte même si la personne n'en consomme plus. À l'adolescence, il interfère avec les systèmes endocannabinoïdes, impliqués dans la maturation cérébrale. Le risque est plus important avec de fortes doses et en cas de consommation avant l'âge de 15 ans.

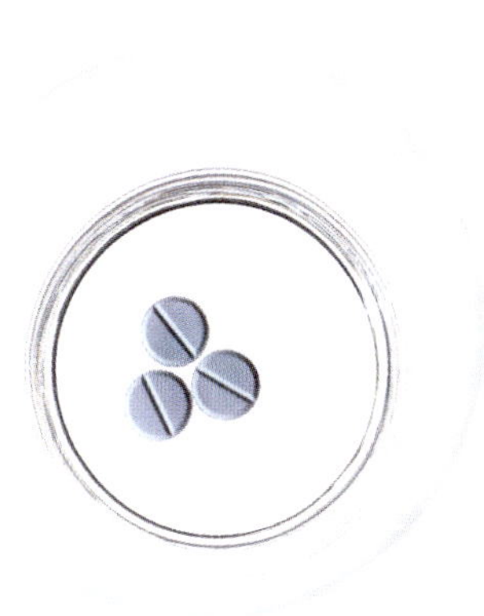

Tabac : quand la mémoire s'envole en fumée

Le fumeur âgé a un risque accru de démence et de déclin cognitif par rapport au non-fumeur.

La mémoire décline dès 45 ans !

Une chercheuse de l'Inserm a montré grâce à des tests de vocabulaire, de mémoire, de raisonnement et de fluidité verbale, que le déclin cognitif pouvait débuter dés 45 ans et qu'il s'accentue avec l'âge.

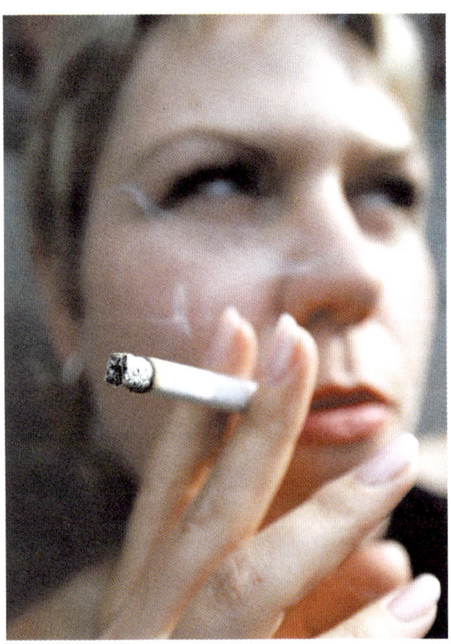

Alzheimer

Des chercheurs ont montré que le fumeur a 2,7 fois plus de risque d'Alzheimer que le non-fumeur et 3 fois plus, si c'est un gros fumeur (indépendamment du sexe, de l'âge, de la pression sanguine, de la consommation d'alcool et de la formation scolaire). Quels que soient le sexe ou l'ethnie, plus 2 paquets par jour à 50 ans augmente le risque de maladie d'Alzheimer et de démence vasculaire.

Prévention cardio-vasculaire dès 50 ans

Des chercheurs britanniques ont suivi le poids et la pression artérielle de 8800 personnes de plus de 50 ans. Ils ont testé leur mémoire et leur vivacité intellectuelle, ce qu'ils ont renouvelé 4 ans et 8 ans plus tard. Les fumeurs avaient de moins bons résultats aux tests de mémoire. Les personnes ayant le plus de troubles de mémoire avaient aussi un risque de maladie cardio-vasculaire élevé.

Nicotine et monoxyde

La nicotine responsable de la tolérance et de la dépendance tant physique que psychique, influence également cognition et comportement. Chez l'exfumeur, la nicotine active les zones de la mémoire. Chez le fumeur, elle les réduit. Ainsi, l'exposition chronique à la nicotine n'est pas favorable à la mémoire. Le monoxyde de carbone produit par la cigarette, limite l'apport d'oxygène au cerveau et la mémoire a besoin d'oxygène. Connu pour causer des décès par accidents (chauffe-eau mal réglés dans des pièces mal aérées), il empêche la bonne oxygénation du cerveau. Lors d'une exposition chronique (pollution automobile ou tabac), il provoque maux de tête, vertiges, fatigue et troubles de la mémoire. Ce gaz dans le sang (carboxyhémoglobine) doit être inférieur à 1,5 % chez les non-fumeurs.

Reitz (New York) a étudié 791 personnes âgées ne présentant pas de troubles de la mémoire. Ils ont bénéficié de tests sur une période de 5 ans. Les fumeurs de plus de 75 ans ont des capacités mnésiques qui diminuent plus rapidement que les non fumeurs du même âge. En revanche, pour les moins de 75 ans aucune relation entre tabac et mémoire n'a été retrouvée.

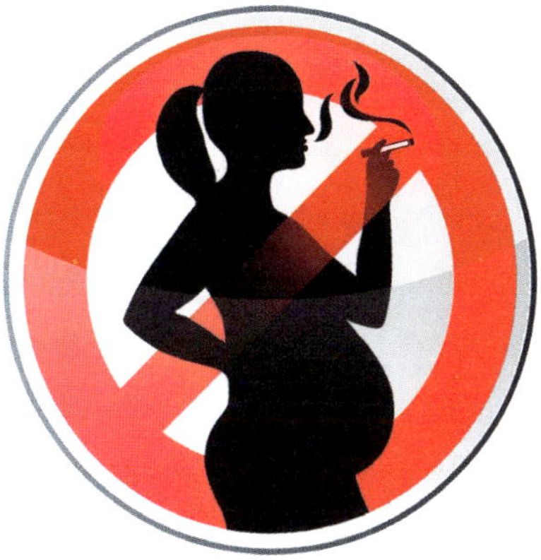

Fœtus et tabac ne font pas bon ménage

L'échographie montre que le fœtus réagit aussitôt à la cigarette maternelle. Il bouge moins, ses battements cardiaques et ses mouvements respiratoires s'accélèrent. À la naissance, il est plus petit, son poids est plus faible par insuffisance de développement des organes. Le manque d'oxygène chez le fœtus provoquerait des troubles du développement du système nerveux central et pourrait être responsable de la mort subite du nourrisson. Ce n'est qu'une hypothèse qui n'a pu être vérifiée.

Plomb : l'ennemi invisible

Dans l'environnement, il se retrouve partout : dans l'air, l'eau, les aliments pollués, et dans les sites industriels.

Le plomb dans la tête

On dit souvent des jeunes qu'ils n'ont pas de « plomb dans la tête », c'est heureux ! Ils n'ont pas de saturnisme non plus.

Du plomb dans les aliments

Rejet d'égout, transport maritime... la mer charrie sa dose de plomb et de mercure. De fait, les aliments les plus contaminés sont les produits de la mer comme les mollusques bivalves et les crustacés.

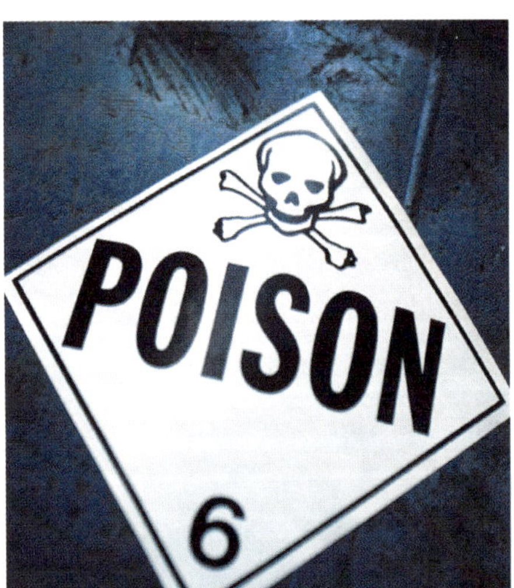

Trafic routier intense, industries peu respectueuses de l'environnement... les animaux ont leurs abats « plombés ». Cependant, les valeurs moyennes retrouvées dans les aliments en France ne dépassent pas les valeurs limites proposées par le Conseil supérieur d'hygiène publique de France.

Le plomb dans la maison

Les poussières d'une maison peuvent contenir du plomb. Elles proviennent essentiellement de la circulation automobile voisine.

Les vieilles peintures d'antan qui s'écaillent et se dégradent sous forme de poussières provoquent des risques d'intoxication. Cela concerne les habitations anciennes. Les tuyaux d'eau dans la maison sont, depuis quelques années, généralement en cuivre. On se croit à l'abri ! Cependant, un grand nombre de canalisations en plomb du réseau d'alimentation sont encore en service. L'eau arrive donc « chargée » au robinet. L'OMS a fixé le taux de plomb à 10 microgrammes (µg) par

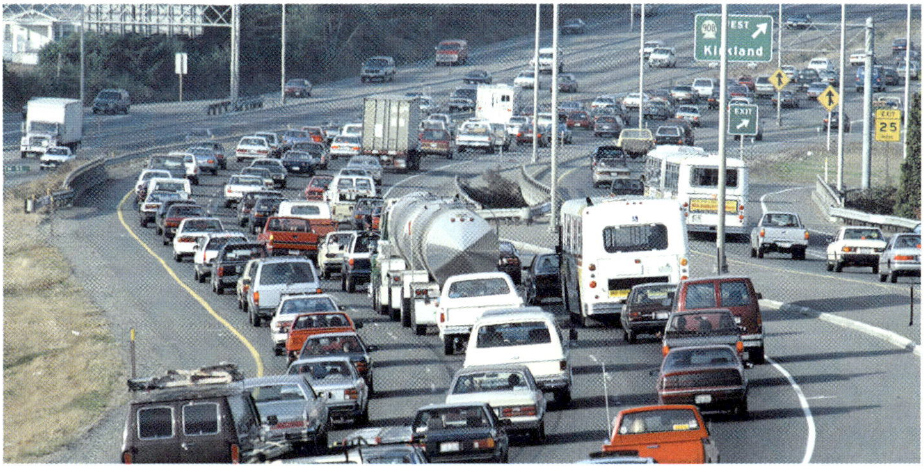

litre d'eau, une réduction de ce taux est prévue dans les années à venir. Attention également aux logements à risque construits avant 1948.

Les effets du plomb

Le plomb pénètre dans l'organisme par voie digestive (par l'intermédiaire des aliments maisaussi des mains mal lavées) et pulmonaire (pollution aérienne). Il passe dans le sang et plus de 90 % se fixe dans les os pour y rester pendant des dizaines d'années. Le reste va dans différents organes comme le cerveau, où il ralentit les processus de mémorisation et d'apprentissage. Il est surtout dangereux chez le nourrisson et le jeune enfant car les troubles sont irréversibles quand l'intoxication est chronique. Plus l'enfant est exposé au plomb et plus son QI diminue (chute d'un à trois points pour une augmentation de 100 microgrammes de plombémie). Chez l'adulte, les études épidémiologiques montrent une relation entre la baisse de performance intellectuelle et l'exposition cumulée au plomb.

Plus l'enfant est exposé au plomb et plus son QI diminue

Chez la femme, le plomb fixé dans les os est relâché pendant l'allaitement et se transmet au nouveau-né. Lorsqu'on a détecté des canalisations en plomb, conseillez l'utilisation d'eau minérale (plutôt riche en calcium), en début de grossesse. On a remarqué que plus le taux de vitamines B1 et C, de calcium et de magnésium dans le corps est élevé, plus le taux de plomb est bas.

Mercure : il est partout

L'homme pollue l'air, l'eau, les animaux et les végétaux et oublie qu'il a pollué. Il respire, mange et boit les toxiques qui continuent à lui faire perdre la mémoire.

À la fin des années 50, la pollution de la baie de Minamata au Japon a conduit des familles de pêcheurs à faire l'horrible expérience de l'extrême toxicité du mercure. La consommation de poisson contaminé par de fortes doses a provoqué des décès et des paralysies infantiles. Le mercure est utilisé dans l'industrie pour la fabrication de l'eau de Javel et du chlore, dans les amalgames dentaires, la fabrication des piles et accumulateurs (particulièrement les piles boutons) et les ampoules fluorescentes. Ses dérivés sont utilisés en agriculture, dans l'industrie du papier, la peinture, dans le textile et les matières plastiques mais aussi dans les préparations médicamenteuses. C'est un conservateur utilisé dans certains sprays ou solutions nasales, ophtalmiques, auriculaires ainsi que dans des vaccins et des produits injectables.

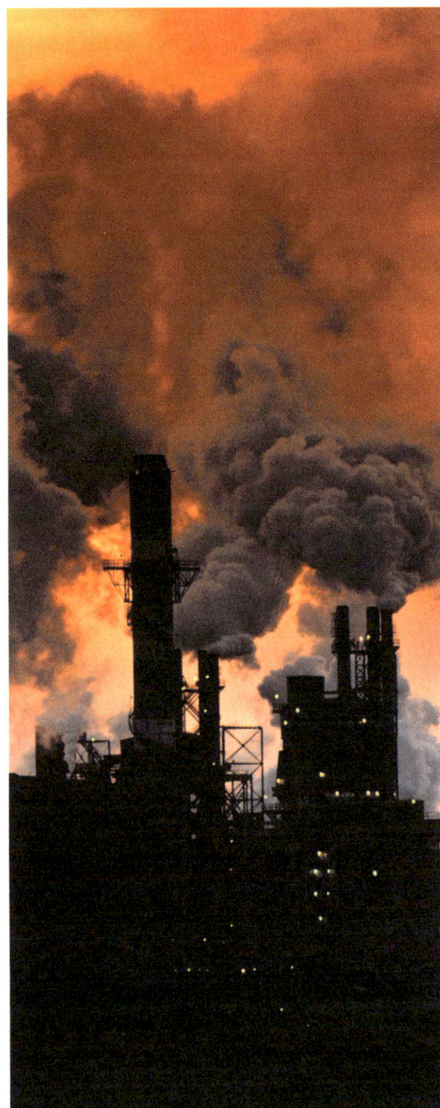

Des poissons sous surveillance

Une exposition prénatale au méthylmercure semble avoir des effets sur le cerveau, à des taux considérés couramment comme étant sans danger. Des enfants de 7 ans dont les mères avaient été exposées au mercure ont des résultats bas aux tests neuropsychologiques, en particulier ceux qui explorent les fonctions motrices, le langage et la mémoire.

Le mercure et ses dérivés pénètrent dans l'organisme par voie respiratoire ou à travers la peau. Ils peuvent aussi être ingérés dans les aliments ou les eaux de boissons contaminées. Les poissons comme le thon, le brochet, l'espadon, le requin et d'une manière générale tous les prédateurs peuvent avoir des valeurs élevées, ce qui a d'ailleurs conduit les autorités françaises à mettre en garde contre la consommation excessive de thon. L'accumulation du toxique se fait dans le rein et le cerveau.

La concentration de mercure dans l'air expiré ou dans la bouche est plus élevée chez les porteurs d'amalgames. Le brossage des dents la multiplie par 2, le mâchage de chewing-gum par 4 à 15. Il en va de même de la pose ou du retrait d'amalgames lors de soins dentaires.

Pandémie silencieuse

La pollution industrielle fait des dégâts sur le cerveau de nos enfants. Une étude réalisée par des américains et des danois, a observé des symptômes tels que déficit d'attention, baisse du quotient intellectuel et autisme, résultant de la pollution industrielle, chez un enfant sur six.

Une exposition prénatale au méthylmercure semble avoir des effets sur les fonctions motrices, le langage et la mémoire de l'enfant.

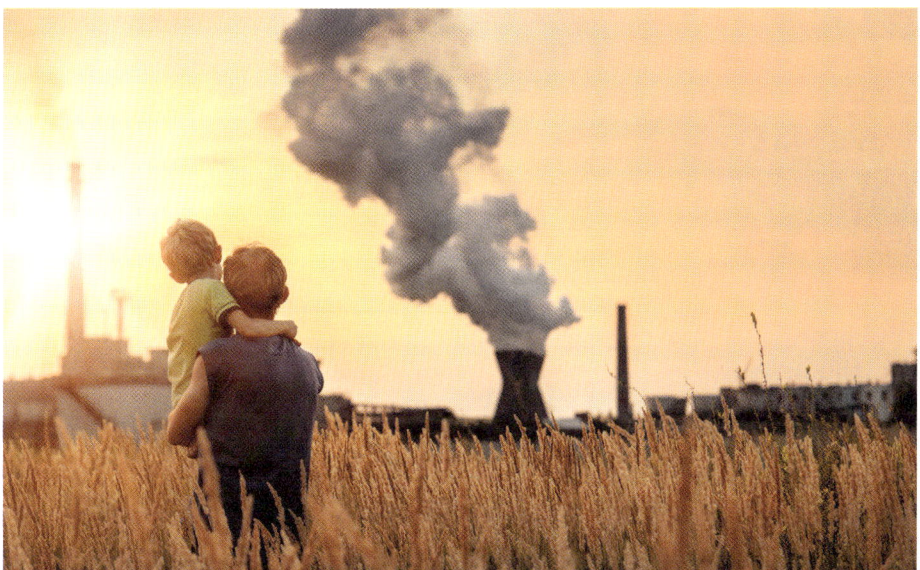

Aluminium : des trous dans le cerveau !

Cet élément métallique terrestre abondant est fondamental dans la composition d'alliages légers, mais de là à en manger ou à le le respirer ou le manger !

Dialysés

L'aluminium a été considéré comme inoffensif jusqu'aux encéphalopathies chez les dialysés. Ils recevaient dans l'eau de dialyse une grande quantité d'aluminium qui s'accumulait dans l'organisme. En fin de dialyse, les malades avaient d'abord des difficultés pour articuler. Puis, ils avaient les idées plus lentes, du mal à se concentrer et perdaient la mémoire.

Les expérimentations sur les rats semblent démontrer qu'il existe une relation entre la rapidité d'apprentissage et la prise d'aluminium durant 3 mois.

Préma

On observe une diminution du quotient de développement mental chez des prématurés ayant reçu des perfusions nutritives contenant de l'aluminium.

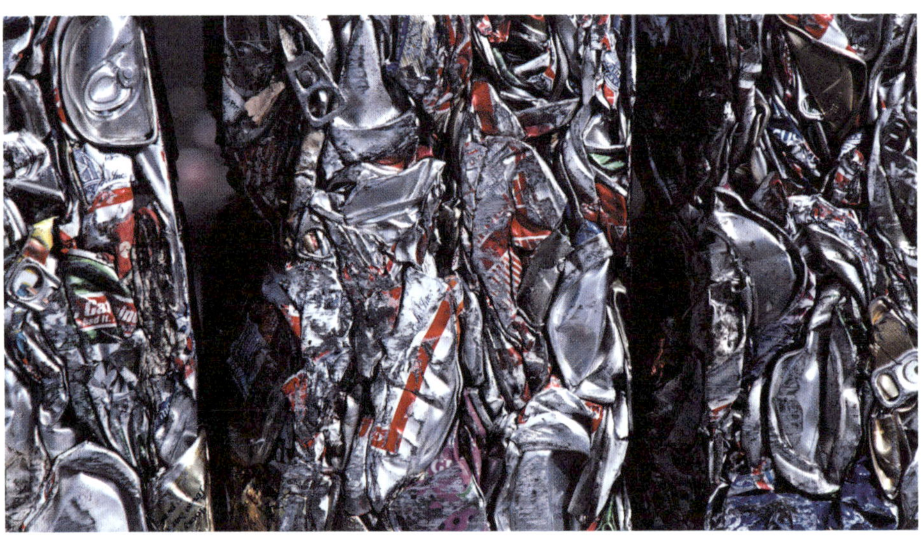

Ciment à base d'alu

En Australie, une femme de 52 ans opérée pour un neurinome de l'acoustique (tumeur proche du cerveau) a bénéficié d'une reconstruction osseuse avec un ciment à base d'aluminium. Six semaines plus tard, elle présentait des troubles neurologiques ressemblant à ceux de l'encéphalopathie des dialysés. Il semblerait d'autre part que l'aluminium mélangé à de l'eau soit mieux absorbé par l'organisme que l'aluminium contenu dans les aliments.

Aluminium : tous concernés !

Nous pouvons :

- En manger :

sous forme d'additifs.

En cuisinant avec casseroles et papillotes en alu ou poteries artisanales. Accentué par l'acidité d'une vinaigrette ou d'un jus de citron.

Dans des médicaments comme les anti acides.

- En boire : eau du robinet de certaines régions, thé, canettes de sodas.
- En absorber par la peau avec déodorants, antiperspirants, pâtes dentifrices et cosmétiques.

Les additifs alimentaires qui contiennent de l'aluminium

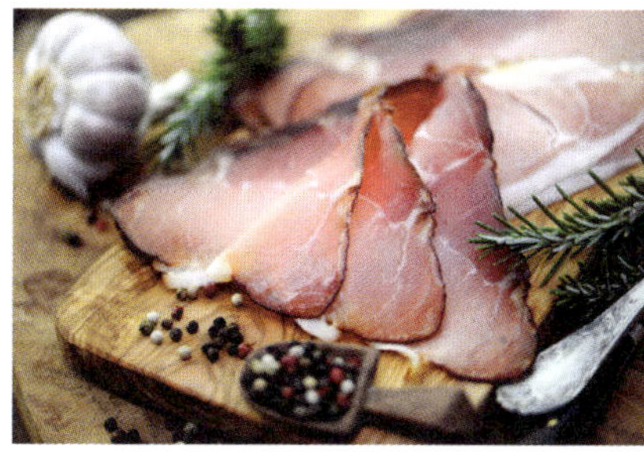

E173 : Ce colorant gris, interdit en Australie est utilisé en charcuterie, sucrerie, confiserie, décors de pâtisserie (mini dragées métallisées des mariages) et dans les bigarreaux confits.

E520, E521, E522, E523 : Régulent l'acidité dans blancs d'œufs, légumes, fruits confits et produits glacés.

E541 : Levain de synthèse dans les Fromages, pâtes à tartiner, les génoises de pâtisserie.

E554, E555, E556 : Antiagglomérants dans sucres en poudre, sel, fromages à pâtes dure et fondus, saucisses et saucissons, bonbons à base de gélifiants, chewinggums, riz.

E559 : Silicate d'aluminium (Kaolin) souvent considéré comme inoffensif.

E554, E555, E556, E559 : sont autorisés dans l'alimentation biologique.

Dans les vaccins !

Pour les chercheurs, il est devenu très difficile d'obtenir du financement pour travailler sur de l'aluminium. Cependant, les professionnels de santé (cf encadré) se mobilisent ainsi que les patients sur les réseaux sociaux (facebook santé et aluminium) pour avoir des vaccins sans aluminium.

Myofasciite à macrophages (MMF) à cause du vaccin

La MMF a été définie par la persistance à long terme de l'hydroxyde d'aluminium (adjuvant de nombreux vaccins), dans les cellule de la zone vaccinée. Elle se traduit par des douleurs musculaires chroniques, une fatigue chronique, des difficultés cognitives et parfois une dépression. Une étude a retrouvé des troubles neurocognitifs constant au cours des MFM. Il s'agit essentiellement de troubles mnésiques portant sur l'attention, la capacité opératoire et la mémoire immédiate.

Une étude sur 50 personnes qui avaient une biopsie musculaire contenant de l'hydroxyde d'aluminium montre que toutes avaient bénéficiées d'une vaccination dans les mois précédents (de 3 à 96 mois avec une moyenne à 36). Ces vaccinations étaient : hépatite B (86%), hépatite A (19%), tétanos (58%).

Le syndrome de la guerre du Golfe est 15 fois plus fréquent chez les soldats Américains que chez les soldats français. Les vaccinations intensives subies par les militaires américains (hépatite B, vaccin contre la maladie du charbon, le botulisme...) sont incriminées.

Et du mercure

Le thimérosal est utilisé comme conservateur dans certains vaccins. Il contient 49 % d'éthylmercure. Aucune preuve de la toxicité de ce produit n'a été apportée. Cependant, en juillet 1999, les services de santé publique américains et l'American Academy of Pediatrics ainsi que les fabricants de vaccins ont convenu que le thimérosal devait être réduit ou supprimé dans les vaccins.

Aujourd'hui tous les vaccins recommandés dans le programme vaccinal de l'enfance sont exempts de thimérosal sur le marché des Etats-Unis.

L'Agence française de sécurité sanitaire des produits de santé (Afssaps) rappelle que par précaution l'Agence Européenne d'Evaluation des Médicaments (EMEA) a demandé en juillet 99 aux industriels de travailler au retrait du thiomersal utilisé comme conservateur dans les vaccins.

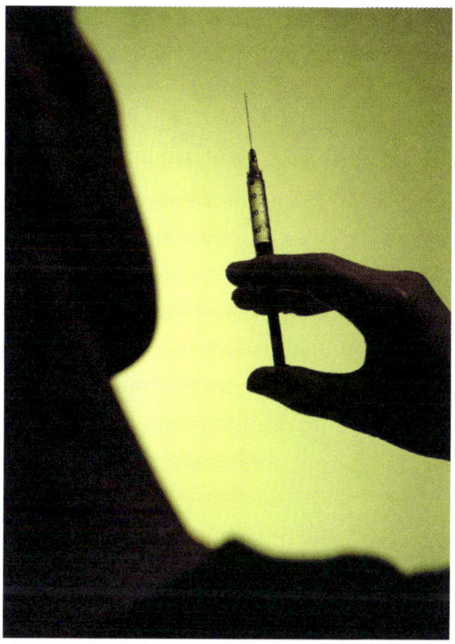

En 2013, les médecins du RES (Réseau Environnement Santé) et de la CNMSE (Coordination Nationale Médicale Santé Environnement) ont lancé une pétition adressée à la ministre de la Santé pour la mise à disposition de vaccins sans aluminium pour protéger la santé des enfants.

Les POP, c'est pas top !

J'entends encore ma grand-mère me dire « Mange du poisson, c'est bon pour la mémoire ! » Aujourd'hui, nos amis les poissons consomment sans compter des POP (polluants organiques persistants) que sont les dioxines, pesticides, PCB... Et les POP, ce n'est pas top !

Les pesticides

Par pesticides, on entend insecticides, herbicides et fongicides. Pulvérisés sur les cultures (blé, riz, soja), ils s'accumulent dans les légumes racines (carottes, radis) et dans l'enveloppe des céréales. On les retrouve dans la farine puis le pain complet. Du sol, ils passent dans les rivières et les poissons s'en « délectent ». Toute la chaîne alimentaire est polluée. Dioxines et pesticides ont une forte affinité pour les graisses : en se concentrant dans le cerveau, ils perturbent la mémoire.

Les dioxines

Les dioxines ont une origine industrielle (métallurgie, fabrication de pesticides, incinérateurs) ou accidentelle (Seveso, combustion des

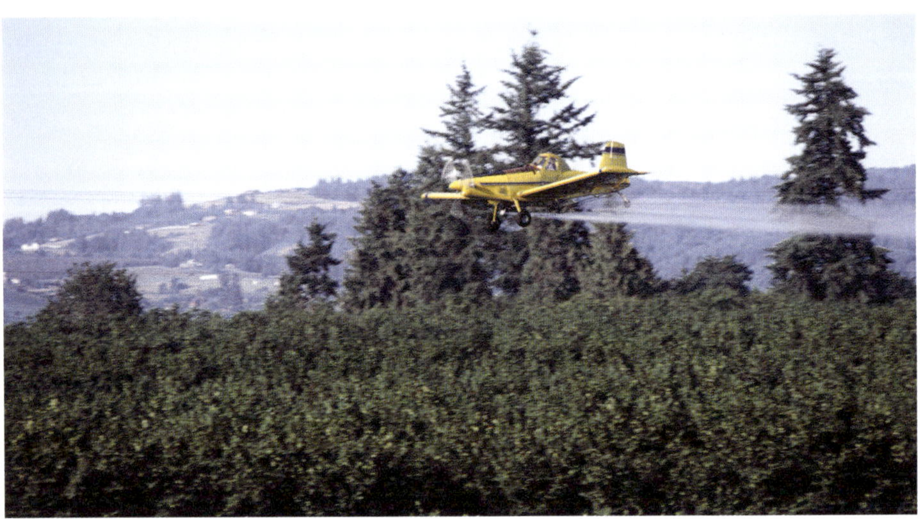

matières plastiques, du bois, incendies de forêts). Elles envahissent l'air, le sol, les sédiments, les végétaux, les animaux. Et l'homme dans tout ça ? Il en consomme essentiellement dans le poisson, les viandes et le lait. Les poissons « fournissent » 30 % de la dioxine que nous mangeons. Des difficultés d'apprentissage ont été constatées chez les enfants exposés à ces substances (également cancérigènes).

Le PCB : pas pour les bébés

L'exposition environnementale aux PCB (polychlorobenzène) peut influencer les fonctions cognitives. Des enfants âgés de 42 mois, exposés aux PCB in utero, auraient des résultats faibles aux tests cognitifs. Entre le groupe le plus exposé et le groupe le moins exposé, on observe des écarts de 4 points.

Des enfants du Michigan, dont les mères avaient consommé des poissons contenant des PCB, ont une plus faible mémoire de reconnaissance à des tests d'intelligence. De plus, des femmes taïwanaises exposées accidentellement aux PCB présentent aussi ces mêmes perturbations.

Gare aux solvants

Une exposition prolongée aux solvants (sulfure de carbone, trichloréthylène, white-spirit) peut être à l'origine du psycho-syndrome organique. Il associe des troubles de la mémoire, de l'attention, de la pensée, du raisonnement et une variation de l'humeur. Les études sont difficiles car les signes subjectifs comme les difficultés de concentration, la sensation de fatigue, les troubles de la mémoire sont difficiles à décrire objectivement. Cependant, les solvants utilisés de façon répétée, même à faible dose, sembleraient avoir un effet sur le système nerveux central.

Exposition professionnelle

Dans une étude, des employés d'une entreprise de jardinage intensivement exposés à des pesticides neurotoxiques ont un temps de réaction plus long à des tests neuropsychiques. Des ouvriers viticoles de la région de Bordeaux, exposés professionnellement aux pesticides, ont une réduction de capacités cognitives. L'étude répétée quatre ans plus tard a confirmé les conclusions. Ceci soulève la question du risque d'évolution vers la démence.

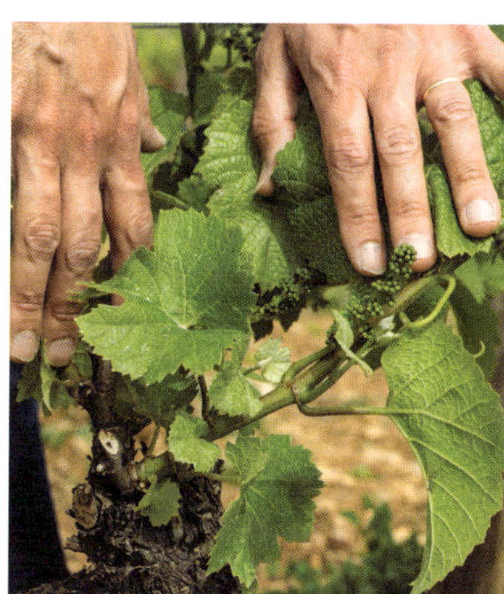

LES PANNES DE MÉMOIRE

C'est grave, docteur ?

Une plainte de mémoire peut-être un signe de début de démence alors même que les tests de mémoire ne sont pas encore perturbés. Comment faire la différence entre l'oubli banal (fatigue, distraction, désintérêt, anxiété, stress, mauvaise hygiène de vie) et l'oubli qui nécessite un avis médical ?

L'oubli banal

Le plus souvent, c'est un oubli banal. « Je ne sais plus où sont mes clés ». Un défaut d'attention, une vie surchargée, stressée et le mot ou l'idée s'évapore : « Je ne sais plus ce que je voulais dire ». Comme si le cerveau allait trop vite, s'il était déjà passé à autre chose.

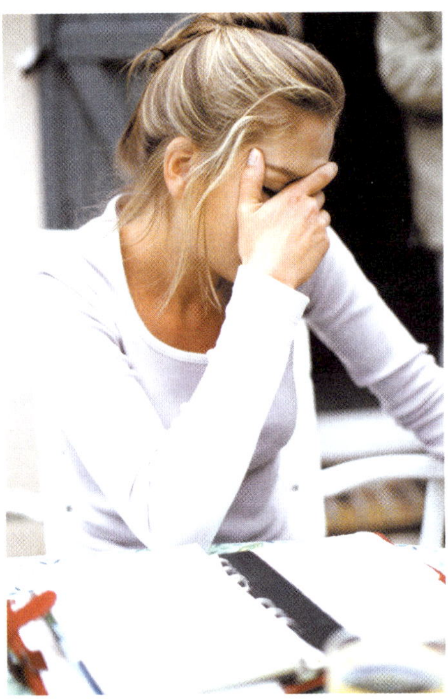

Lorsque l'oubli se répète, le médecin doit être alerté

Chez le jeune, c'est souvent le surmenage (études ou profession) associé ou non à un manque de sommeil, à la prise de drogues ou de médicaments sont recherchées. De plus, différentes maladies peuvent être en cause (infection bronchique, tumeur, hypertension artérielle, épilepsie...et même la démence).

Aussi, avant tout, quelques questions à se poser

- Des événements stressants sont-ils survenus ? (du déménagement... au décès d'un proche)
- Quels sont les médicaments consommés ? Sont-ils pris correctement ? La prise de diurétiques ou de laxatifs doit être surveillée chez la personne âgée. Psychotropes, benzodiazépines, antidépresseurs tricycliques et neuroleptiques sédatifs peuvent être accusés. Une grande vigilance et l'utilisation de pilulier sont simples et efficaces.

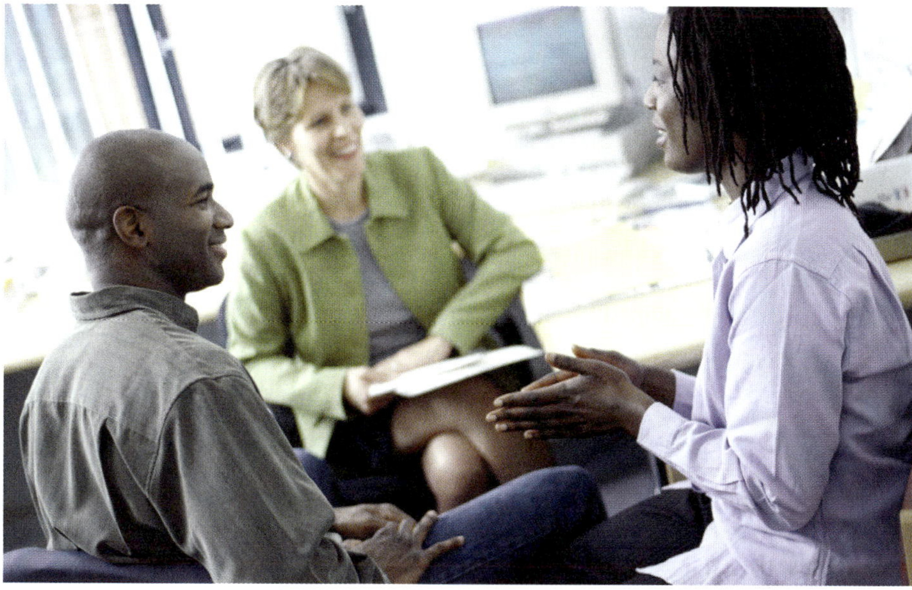

- Une chute n'est-elle pas passée inaperçue ? Les hématomes du cerveau sont responsables de démences dans moins de 10 % des cas. 9 malades sur 10 guérissent après traitement.
- Le moral a-t-il baissé ? Une dépression a-t-elle déjà été diagnostiquée ? Elle peut se confondre avec un état de fatigue avec passivité. Ce peut être le début d'une maladie d'Alzheimer.
- Buvez vous... assez d'eau ? Avec l'âge, on perd l'envie de boire comme celle de manger. Le risque de se déshydrater est plus élevé dans le cas de troubles de mémoire, d'anorexie ou dépendance, de fièvre ou de température ambiante trop élevée (grosses chaleurs de l'été).

Un tranquillisant et on oublie tout

La prise de certaines benzodiazépines peut parfois provoquer de véritables amnésies sans que le sujet soit conscient. L'effet peut être immédiat et un seul comprimé peut donner des troubles de mémoire. Pour certains, plus la consommation est importante, plus les troubles de mémoire sont marqués. Cependant toutes les benzodiazépines n'ont pas le même effet sur la mémoire. Les médicaments de deuxième génération ont moins d'effets amnésiants. D'autre part, certaines études semblent montrer que la mémoire sémantique est moins bonne sous benzodiazépines.

Alzheimer : la menace !

La première crainte en cas de pertes de mémoire est la maladie d'Alzheimer (AD pour Alzheimer Disease). Et en parler est trop angoissant.

AD est une maladie neuro-dégénérative qui aurait pour origine l'association d'effets néfastes du stress oxydatif et de l'inflammation. Des protéines s'accumulent anormalement (protéine tau et bêta-amyloïde) dans des cellules nerveuses. Ce sont les « plaques amyloïdes » ou « plaques séniles ». Ces plaques empêchent la transmission des messages dans les neurones. Elles existent 15 à 20 ans avant l'apparition des symptômes. A ce stade, le cerveau n'est pas endommagé.

Une détérioration progressive

- Au début, la personne est consciente de ses troubles. Elle ne trouve plus ses mots, perd des objets. Le diagnostic n'est pas toujours facile à faire. Qui n'a pas oublié ses lunettes quelque part ! La maladie peut aussi se manifester par des troubles du comportement, voire une perte de poids. Une personne sur trois, atteinte d'AD, perd 5 % de son poids corporel en un an.
- Par la suite, elle ne sait plus à quoi sert tel objet. Des troubles d'orientation, de l'humeur et de la personnalité (repli sur soi) apparaissent. Elle ne se repère plus dans son quartier. C'est la détérioration progressive des tâches exécutives.
- Le stade plus tardif est difficile à supporter pour la famille. La personne ne reconnaît plus ses enfants, son conjoint, ne connaît plus les dates clés de sa vie, ni les jours de la semaine.

Les trois signes qui doivent faire suspecter la maladie d'Alzheimer

- Perte de mémoire des faits récents (lunettes, poser plusieurs fois la même question, impossibilité de retenir trois mots simples dans les minutes suivantes).
- Perte d'autonomie (téléphoner, faire ses courses, prendre le bus, conduire, gérer son budget, prendre ses médicaments, cuisiner, bricoler, jardiner, voyager...).

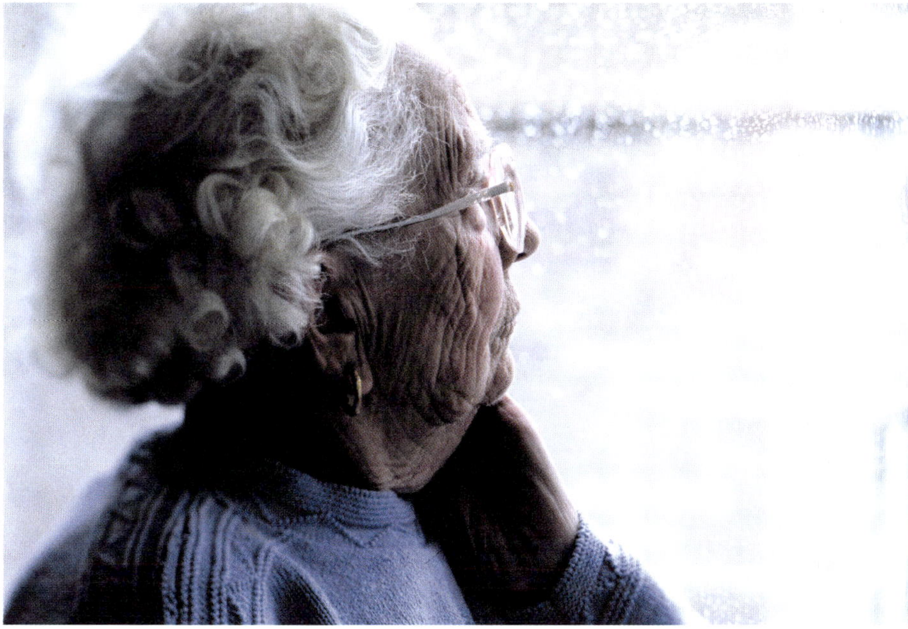

- Le déni des troubles : il est difficile de se dire qu'on « perd la tête ». Cette altération de l'image de soi est inquiétante et occasionne angoisse ou dépression.

Lorsque la gestion des médicaments, budget, téléphone et transports est perturbée, le risque d'évolution de la « démence » est de 30 % dans l'année et le risque relatif de démence est multiplié par 12.

Poupées françaises et robots japonais

Les poupées d'empathie commencent à être utilisées en France chez le malade d'Alzheimer pour renouer avec ses souvenirs et ses émotions perdues et calmer ses angoisses. Ce sont des poupées qui ressemblent à de vrais bébés qu'il berce, couche ou à qui il parle et ces gestes l'apaisent, même si les professionnels sont partagés. Au japon, ce sont des oursons robotisés qui peuvent faire jusqu'à 300 tâches, comme rire ou se blottir contre le malade.

Maladie d'Alzheimer : les facteurs de risque

Une femme âgée, ayant fait peu d'études, qui se plaindrait de perdre la mémoire est un sujet à risque. Un mode de vie luttant contre les maladies cardiovasculaires et le traitement de certaines maladies contribueront à réduire les risques.

Facteurs pas ou peu modulables

- **Age**

Le nombre de personne ayant une démence augmente avec l'âge. De 5% après 65 ans, il passe à 30% après 80 ans.

- **Sexe**

Les femmes sont plus souvent touchées que les hommes.

- **Génétique**

Le risque est plus que doublé si l'un des parents du premier degré est atteint. Mais 10% seulement des maladies ont une forme familiale.

- **La plainte mnésique**

La plainte de troubles de mémoire peut-être un signe de début de démence alors même que les tests de mémoire ne sont pas encore perturbés.

- **Traumatismes crâniens**

Les boxeurs (microtraumatismes répétés) ont deux fois plus de risques d'avoir AD que la population générale. Evitez les secousses brutales (ceinture de sécurité en voiture, casque à bicyclette).

- **Les toxiques**

L'exposition prolongée à l'aluminium de l'eau (étude PAQUID acronyme de Personnes Âgées en AQUItaine et Démences) est associée à un risque accru de développer AD.

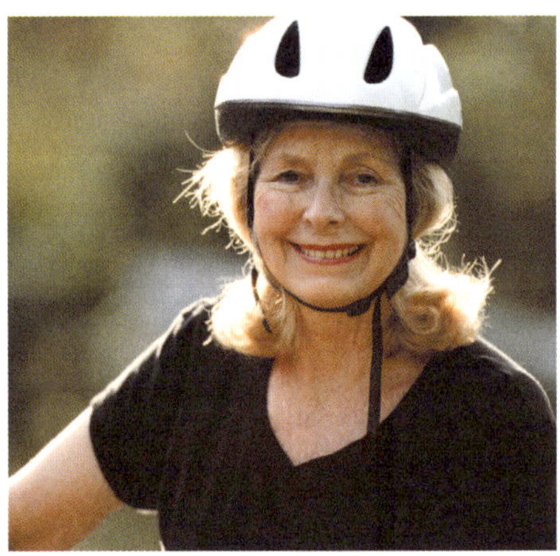

Facteurs modulables

- **Le faible niveau d'instruction**

Les études montrent que les personnes n'ayant pas eu le certificat d'études ont un plus grand risque de développer la maladie. Le risque est plus faible chez les personnes ayant un certain niveau d'études.

- **Le mode de vie ;** lutte contre :

Sédentarité.
Obésité.
Tabac.
Alcool.

Consultez votre médecin à la recherche de :
Syndrome métabolique.
Dépression.
Hypertension artérielle.
Diabète.
Hypercholestérolémie.
Apnée du sommeil.
MCI.

La déficience cognitive légère ou Mild cognitive impairment MCI est un terme qui décrit une réduction des facultés de pensée, de connaissance et de mémoire. Sont touchés, la mémoire des faits récents, la planification, le langage, l'attention, les capacités à se repérer dans l'espace ou les lieux. À ce stade, il n'y a pas de retentissement dans les activités quotidiennes, pas de retentissement social. C'est parfois le stade initial de la maladie d'Alzheimer. MCI n'évolue pas nécessairement vers AD.

Autonomie

Le risque d'être atteint de maladies affectant la mémoire est encore plus important, lorsqu'il existe des difficultés dans au moins un des 4 sujets ci-dessous (PAQUID).

- L'usage du téléphone.
- L'usage des moyens de transport (ou sortir seul).
- La gestion du budget (et sa correspondance).
- La gestion de la prise de médicaments.

Dans le monde environ 33,9 millions de personnes souffrent de la maladie d'Alzheimer et le nombre de nouveaux cas sera multiplié par 3 dans les 40 prochaines années. Une étude publiée en 2011 dans le Lancet montre l'intérêt de lutter contre 7 facteurs de risques. Ces facteurs seraient responsables de pratiquement la moitié des cas d'Alzheimer dans le monde:

- Le faible niveau d'instruction (19 %)
- Le tabagisme (14 %)
- L'inactivité physique (13 %)
- La dépression (11 %)
- L'hypertension artérielle (5 %)
- L'obésité (2 %)
- Le diabète (2 %).

L'hypertension artérielle, le diabète, l'hypercholestérolémie sont des facteurs de risque de démences vasculaires et tabac, alcool et obésité sont suspectés.

Quand un proche est malade

Des conseils pour mieux comprendre la maladie, mieux communiquer et éviter de s'user.

- **Rangez soigneusement hors de sa portée tous les papiers importants** comme les chéquiers, cartes de crédit, de sécurité sociale... Faites des doubles des papiers, clés, répertoire téléphonique. Mettez en place, le cas échéant, des mesures juridiques et financières.

- **Comment l'occuper ?** Vous pouvez lui proposer la même activité que la veille. Repérez tout ce qu'il peut encore faire. Encouragez-le à écrire le nom de ses visites et ce qui s'est dit. Il pourra relire plus tard. Proposezlui une vie bien rythmée (activités de la journée toujours dans le même ordre) et notez sur un gros calendrier les jours importants.

- **La même question 5 fois à la suite !** Répondez de façon brève et simple. Répétez calmement sans argumenter. Il ne comprendrait pas pourquoi vous vous énervez. Il ne se souvient ni d'avoir déjà posé cette question, ni d'avoir reçu une réponse.

- **Comment discuter ?** Interrogez-le sur son passé, il sera très content

Qu'est-ce qu'une démence ?

La démence est un déclin progressif des capacités mentales suffisamment important pour entraîner une perte d'autonomie. La maladie d'Alzheimer (AD) représente deux tiers des cas de démence, vient ensuite la démence vasculaire (DV). AD est une maladie neuro-dégénérative. Dans la DV la perte cognitive est rattachée a des lésions neuronales liées à une atteinte vasculaire. Elle peut survenir après un Accident Vasculaire Cérébral : AVC. Ces démences touchent des personnes qui ont des facteurs de risque cardiovasculaire : sédentarité, hypertension artérielle, hypercholestérolémie, diabète sucré, tabagisme... L'imagerie a révélé qu'en réalité, l'origine des démences est le plus souvent mixte (AD+DV).

de pouvoir y répondre. Ne lui posez pas de questions auxquelles il ne peut répondre. Encouragez-le à raconter des anecdotes qu'il connaît bien pour le revaloriser. Utilisez des photographies familiales. Il est important de donner aux malades des indices qui favorisent la récupération de repères autobiographiques.

Révolutionnaire : le diagnostic d'Alzheimer par une prise de sang !

Hye (Angleterre) a montré l'existence de marqueurs spécifiques de la maladie d'Alzheimer repérables par une simple prise de sang. Les premiers résultats laissent de bons espoirs. Des tests fiables et efficaces permettront peutêtre demain de faire le diagnostic.

Aujourd'hui l'analyse de la concentration de deux protéines impliquées dans la régulation immunitaire ; le facteur H (CFH) et l'alpha 2macroglobuline (alpha 2 M) ont une sensibilité de 60% et une spécificité de 62% pour le diagnostic de la maladie.

La mémoire qui s'évapore

Pour l'organisation mondiale de la santé (OMS), en 2012, dans le monde, 35,6 millions de personnes étaient atteintes de démence avec 7,7 millions de nouveaux cas chaque année.

Une équipe de Chicago prévoit que le nombre de personnes souffrant de la maladie d'Alzheimer devrait tripler aux États-Unis dans les 40 prochaines années soit 13,8 millions d'individus. En 2050, près de la moitié des Américains atteints d'Alzheimer auront 85 ans ou plus.

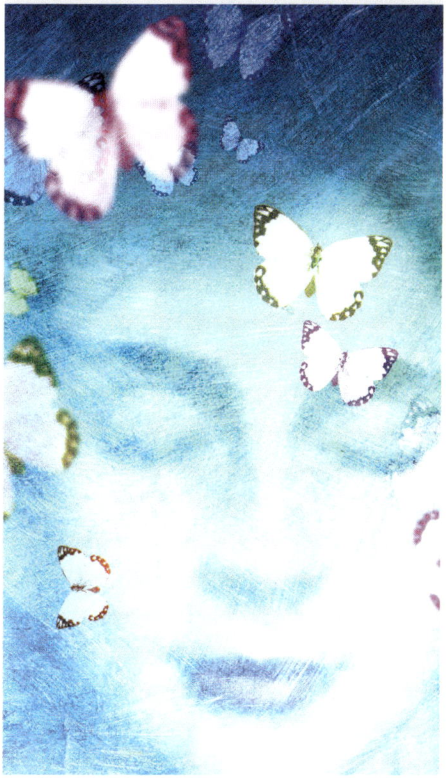

PROGRAMME MÉMOIRE TOTALE

Comment préparer un examen

Une multitude d'ingrédients est nécessaire : prenez votre sujet, intéressant si possible, faites des rapprochements avec tout ce que vous connaissez déjà. Rajoutez un zeste d'émotion et saupoudrez de perceptions (visuelles, auditives, olfactives). Vous obtenez la méthode heuristique qui vous aidera à retenir. Mais il y faut aussi une potion magique : l'hygiène de vie (sommeil, activité, alimentation).

Attiser l'intérêt

Il est facile de retenir lorsque c'est le fruit d'une passion. Un fou de cinéma récitera les dialogues de ses films favoris sans difficulté ni hésitation. Pour faire naître de l'intérêt ou de la motivation, recherchez les rapports entre vos sources d'intérêts et le sujet à retenir.

Tel un coureur de fond...

Comme le sportif, vous allez devoir vous entraîner. Il faut s'y préparer et ne pas gaspiller le temps.

De la méthode : faire un planning. C'est à vous de mener la danse : fixez des objectifs clairs et réalisables. Faites un échéancier avec des dates clés. À ces dates butoirs, certaines parties seront apprises.

Aller à l'essentiel : fixez-vous des priorités et suivez les, ainsi vous classerez mieux ce qui est urgent et ce qui peut attendre. Tous les jours faites un bilan : ce qui était prévu, ce que vous avez fait. Prévoyez ce que vous allez faire le lendemain. Si tout est plus clair pour vous, vous serez moins stressé.

Fixer des limites : « J'ai une demi-heure pour retenir ce chapitre ».

Plus on fait d'associations, plus on apprend

Des groupes de mots, des phrases entières, des concepts se retiennent plus facilement que des lettres, les unes à la suite des autres qui n'ont aucun lien entre elles. Pour retenir plus efficacement, mieux vaut

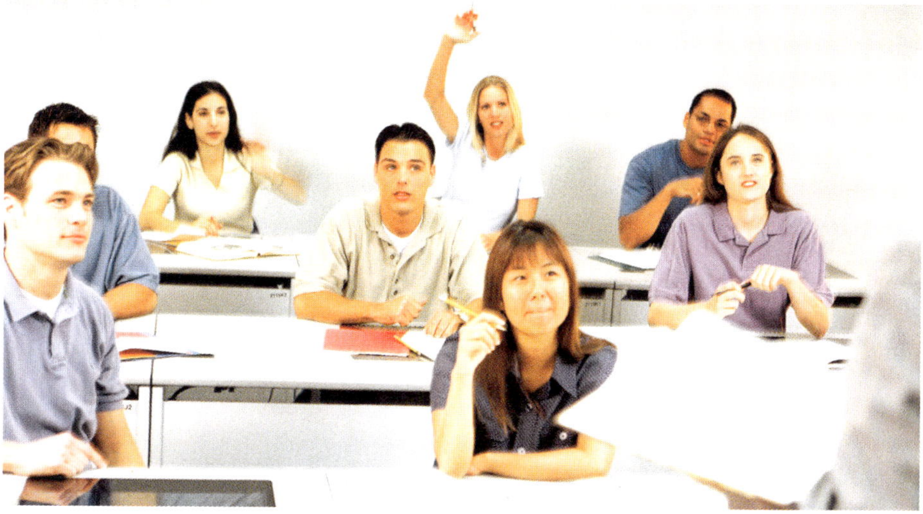

comprendre ce que l'on apprend. « À quoi cela me fait penser ? ». Associez ce que vous apprenez de nouveau et ce que vous savez déjà. Le cerveau enregistre plus facilement ce qui est : dynamique, limpide, coloré mais aussi grotesque, humoristique ou insolite, exagéré, sensoriel, sexuel et grossier. Utilisez ceci pour vos associations.

À quel moment apprendre une nouvelle leçon ?

Choisissez la fin de matinée ou le milieu d'après-midi. Le reste du temps, révisez ce qui a déjà été appris ou détendez-vous. L'activité intellectuelle des élèves fluctue au cours de la journée. L'ensemble des travaux européens qui ont porté sur l'évolution des performances intellectuelles des enfants au cours de la journée montre une augmentation des performances au fil de la matinée scolaire (pic vers 11 h 20) suivie d'une chute après le déjeuner, puis à nouveau d'une progression de la vigilance au cours de l'après-midi (pic vers 16 h 20).

Mieux retenir : les bonnes périodes

Sachez quand vous êtes productif. Ceci dit, étudiez le jour, la nuit est faite pour dormir !

Vous avez 24 heures pour revoir le cours que vous venez d'avoir. Passé ce délai la plupart des informations ne pourront plus être rappelées. Votre mission, si vous l'acceptez consiste à :

- Avant chaque cours, lire les notes du cours précédent. Faire des pauses toutes les 20 à 40 minutes. Au-delà, votre attention donc votre mémoire commence à s'essouffler.

- Travailler comme travaille le cerveau ! Une méthode permet d'avoir les idées claires : la méthode heuristique. Elle utilise des images arborescentes (comme un arbre généalogique qui se ramifie). À partir de chaque branche, les associations se multiplient vers d'autres branches. Trouvez des associations en relation avec les sens (vision, audition) au moyen de dessins, de couleurs, de symboles... Vous pourrez ainsi faire des cartes mentales qui vous donneront une vision globale. Cela vous évitera de relire des dizaines de page. Vos idées seront alors organisées : idées principales, idées annexes.

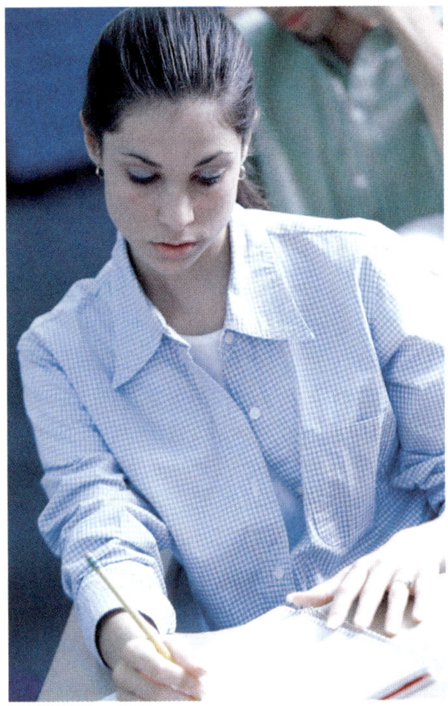

Tony Buzan, fondateur des championnats du monde de la mémoire, a publié 13 ouvrages sur le sujet. Sa méthode permet d'améliorer la motivation, le fonctionnement mental et la confiance en soi. Cette méthode permet d'avoir une vision globale des grandes idées et encourage la création.

- Pour réactiver, réciter, répéter... Écrivez, relisez avec votre schéma heuristique sous les yeux (les informations se fixent alors dans la mémoire à long terme). Relisez vos notes 10 minutes après, avant la fin de la journée, dans la semaine, dans le mois, dans les 6 mois et plus si nécessaire. Relisez avant de dormir.
- Laissez aussi au cerveau le temps de se reposer, il l'a bien mérité !
- Révisez entre une semaine et un mois plus tard mais pas plus. L'œil, l'oreille, le nez... vous aident à mémoriser. Ce n'est pas un hasard si les publicités font état d'odeurs, d'émotions, de souvenir d'enfance sur des musiques enjôleuses. Le stress, l'anxiété mais aussi les joies contribuent à retenir les informations et aident au rappel des souvenirs dans la mémoire long terme.

La veille : préparez le jour J

Préparez le matériel nécessaire : montre, cartouches d'encre, papiers officiels, convocations, etc. sans oublier pour les épreuves longues plus de 4 heures de l'eau et des fruits frais (pomme) et secs (amandes, noix). Évitez les barres chocolatées énergisantes qui font chuter le sucre sanguin après l'avoir brutalement fait monter. Bien sûr vous vous coucherez de bonne heure.

Le jour J

Prendre un bon petit déjeuner ou un bon repas avec de vrais sucres lents. Attention, les corn flakes, le pain blanc, les frites sont de vrais... sucres rapides. Ce qui n'est pas le cas des flocons d'avoine, du pain de seigle ou des pâtes. Pas d'alcool, il fait varier la glycémie et l'insuline.

Éveiller les enfants ?

En priorité, les intéresser !

- La lecture est très efficace pour emmagasiner des connaissances dans la grande bibliothèque de notre cerveau.
- Racontez-leur des histoires avec amour.
- Offrez des petits livres en plastique souples (livres de bain) à manipuler même dans le parc.
- Achetez des petits livres cartonnés aux textures différentes et très colorées (certains modèles ont un bracelet en plastique incorporé pour éviter qu'il ne tombe).
- A partir de 2-3 ans, ne leur en demandez pas trop. Maman veut qu'il soit propre le jour et la nuit c'est déjà beaucoup d'effort !
- Laissez traîner des livres dans toute la maison.
- Accompagnez les dans une librairie et faites-lui choisir ses livres.
- Entraînez-les au musée, équipés de crayons de couleur et de papier.
- Parlez-leur souvent, en usant d'un vocabulaire varié. La qualité de l'attention à 6 ans est liée au volume de mots entendus dans les premières années de la vie..
- Pensez aussi aux vidéos, films, reportages, applications et aux jeux de société qui utilisent souvent les stratégies ou aux jeux éducatifs comme Dictée Montessori Apprends l'orthographe avec un alphabet mobile amusant !

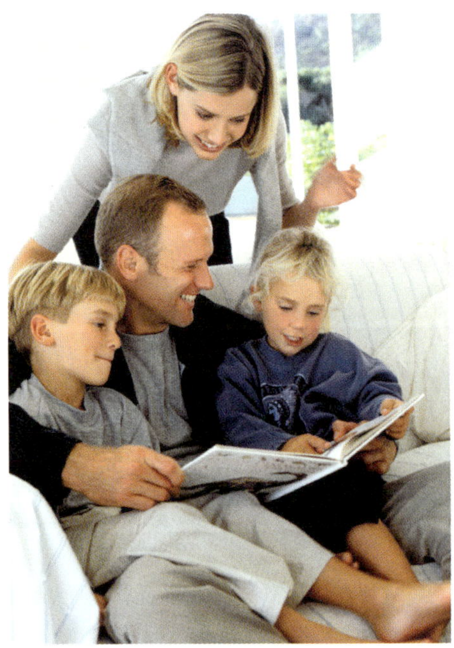

L 'abc de l 'examen !

Préparation : AABCD R

A pour Apprenez

Par périodes de 20 à 30 mns

En fin de matinée (11h20) et début d'après midi (15h à 16h20)

Le reste du temps révisez

A pour Alimentez vous dans l'équilibre

Bonnes graisses, faible index glycémique, vitamines, polyphénols (1 c de chocolat noir/jour)

B pour Bougez

Activité physique une fois / semaine

C pour Calmez

5 Mns de respiration abdominale avant chaque session d'apprentissage de 20 à 30 mns.

Point d'acupressure (p. 89)

Homéopathie : gelsemium 9 ch une dose le veille et une le matin.

D pour Dormez

Avant 10 h

Se coucher à heures fixes

Bonne literie

Si sieste toujours inférieure à 15 mns

R pour Révisez

10Mns après

10 Mns en fin de journée

Relire 3 à 5 fois avant de s'endormir

La veille : AABCD RP

A pour Apprenez

Jamais la veille

A pour Alimentez vous pour eviter l'hypo

Ne pas manger ni trop tard, ni trop gras

Préparer de quoi manger eau fruits frais fruits secs

B pour Bougez

Activité physique

C pour Calmez

Respiration abdo

Homeo : gelsemium 9 ch une dose le veille et une le matin.

Acupressure (p75)

D pour Dormez

Avant 10 h

R pour Révisez

Ne jamais reviser

Eventuellement relire ce que l'on sait extremement bien

La veille de l'examen

P pour Preparer le materiel (papiers officiels, convocation,montre, cartouches d'encre)

Dormez

Le matin : AC

A pour Alimentez vous pour eviter l'hypo

Petit déjeuner à faible IG : thé, muesli, pomme, œufs, jambon

C pour Calmez

Respiration abdo

Homeo : gelsemium 9 ch une dose le veille et une le matin.

Acupressure (p. 89)

Activez vos neurones

Bougez grâce aux activités physiques

Une étude a suivi 2 800 femmes de plus de 65 ans sur 5 ans. Les femmes qui marchaient 30 minutes tous les jours avaient des résultats aux tests cognitifs plus performants que celles qui étaient inactives. Les personnes ayant une activité physique régulière et soutenue ont moins de risque d'être atteint d'Alzheimer (AD) et améliorent leurs troubles cognitifs légers (MCI). Alors bougez !

Les travaux de Boris Cyrulnik, neurologue, psychiatre, psychanalyste et éthologue, ont montrés que si l'on examine a posteriori la vie des chiens devenus « déments », ceux qui avaient une activité sociale et professionnelle intense devenaient moins déments plus tard. Ceux qui étaient gâtés, inactifs, anxieux et désocialisés avaient beaucoup plus de démences.

Cogitez grâce aux activités cérébrales

Plus le cerveau est sollicité, plus les connections entre les neurones se forment créant des réseaux neuronaux compensatoires. Un niveau d'éducation élevé crée une « réserve cognitive » qui protège du déclin cognitif. Une étude de Morbelli (Genoa) suggère que la réserve cognitive est activée chez les patients très instruits en début de maladie d'Alzheimer. Ainsi ces derniers à un stade très précoce de la maladie, ont plus de capacité pour faire face à cette maladie grâce à cette réserve cognitive et à la sollicitation de réseaux neuronaux compensatoires.

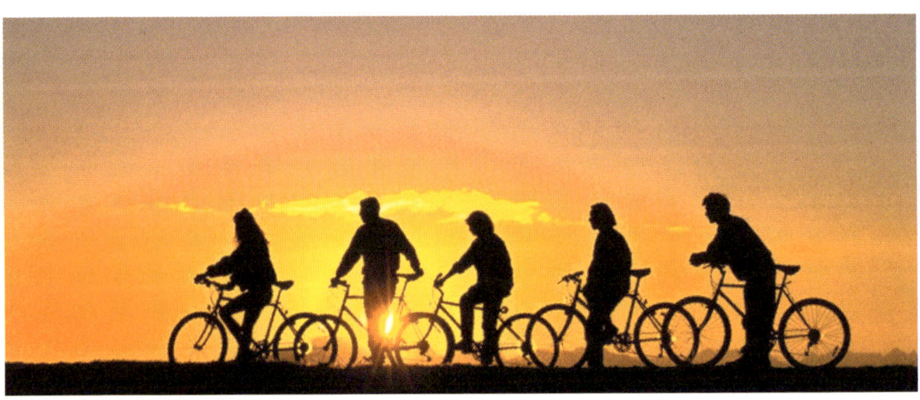

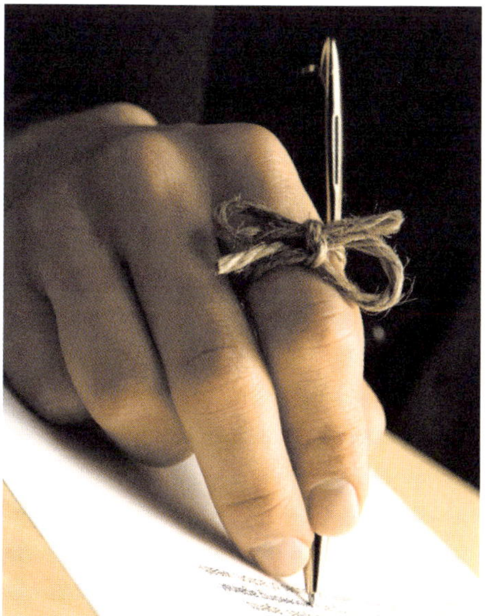

Stimulez grâce aux activités de loisirs

Les activités de loisirs « stimulantes intellectuellement » retardent l'apparition de la démence. La richesse des interactions sociales est aussi déterminante.

Loisirs 2 fois/semaine = 2 fois moins de risque d'AD.

L'INSERM dans l'étude des Trois Cités a montré que les personnes pratiquant au moins deux fois par semaine une activité de loisirs « stimulantes intellectuellement » ont deux fois moins de risque de démence ou de maladie d'Alzheimer (AD). Aucun effet bénéfique n'a été observé avec les autres activités de loisirs.

Les activités de loisirs étaient classées :

- stimulantes intellectuellement (mots croisés, jouer aux cartes, s'impliquer dans la vie associative, se rendre au cinéma/théâtre, pratiquer une activité artistique)
- passives (télévision, musique, radio, tricot/couture) -physiques (jardinage, bricolage, marche à pied) -sociales (recevoir ou être reçu par des amis/de la famille).

La musique pour booster le cerveau

Une langue étrangère est apprise trois fois plus vite si elle est chantée. L'apprentissage de la musique chez des enfants non dyslexiques améliore leur l'apprentissage de la lecture (mémoire de travail). Une étude recherche chez les enfants dyslexiques, l'influence de l'apprentissage de la musique.

Faites de beaux rêves

Apprendre en dormant (ou hymnopédie) est le rêve de tous les esprits réfractaires à l'effort. Est-ce pour demain ? En stimulant le sommeil profond, pourra-t on stimuler la mémoire ?

Le sommeil est une alternance de phases de sommeil lent (du nom des ondes lentes enregistrées sur l'électro-encéphalogramme) puis de sommeil rapide ou paradoxal (celui du rêve). Les ondes cérébrales retrouvées pendant le sommeil paradoxal sont aussi rapides que celles des ondes de la journée, d'où le nom.

- Le sommeil paradoxal se situe surtout en fin de nuit. Il est important pour nous aider à enregistrer des faits liés aux émotions et à la création. C'est celui qui diminue le plus avec l'âge.

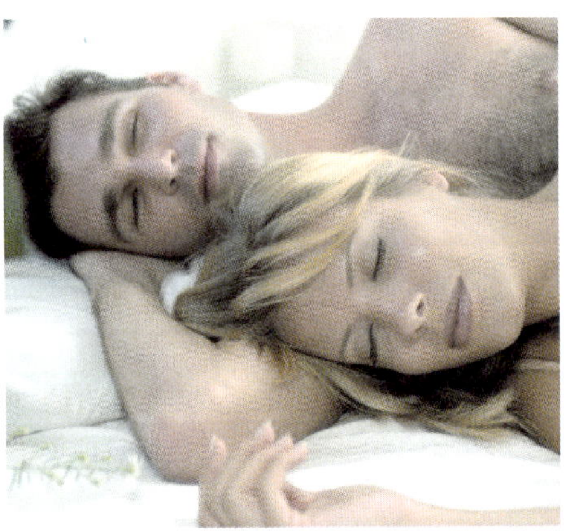

Dix minutes de sieste : c'est bon pour la mémoire !

En cas de restriction de sommeil nocturne, Tietzel (Australie) a montré que 10 minutes de sieste amélioraient l'attention et les per formances cognitives.

- Le sommeil lent se décompose en sommeil léger et profond. Le sommeil profond se situe plutôt en début de nuit. Il est essentiel pour consolider la mémoire et conserver nos souvenirs.

Hong-Viet V. Ngo. (Tubingen) a trouvé que des sons synchronisés sur ce rythme lent du cerveau améliore et stimule la mémoire. Pendant plusieurs nuits, il a exposé 11 personnes à ce type de sons. Le matin, ils parvenaient à mieux mémoriser des associations de mots apprises la veille.

MTC

La Médecine Traditionnelle Chinoise qui a plus de 5000 ans est une médecine holistique qui considère que l'ensemble corps cerveau esprit est une unité.

Pour la MTC, les émotions sont mémorisées à l'intérieur du corps, sans que nous en ayons conscience.
Chaque émotion est associée à un organe :

- La colère (Nu) est associée au Foie.
- La joie (Xi) est associée au Coeur.
- La tristesse (You) est associée au Poumon.
- Les soucis (Si) sont associés à la Rate/Pancréas.
- La peur (Kong) est associée aux Reins.

Une émotion non exprimée perturbe l'énergie de l'organe correspondant. En MTC, c'est la Rate qui abrite la Pensée (réflexion, mémoire, concentration). Lorsque les soucis sont importants, la réflexion peut se transformer en rumination mentale ou en obsession. L'énergie de la rate est alors perturbée. Comme elle correspond à l'élément terre, on dit que la terre se « décale ». Il faut donc rééquilibrer l'énergie de la rate.

Pour les chinois, la rate nourrit le sang qui est le substrat physique de la mémoire. Le sang se régénère essentiellement durant la période yin de la journée, c'est-à-dire durant la nuit. Donc en MTC aussi, le sommeil est indispensable à la mémoire !

Les troubles du sommeil chez les personnes âgées peuvent contribuer au déclin cognitif lié à l'âge ?

Mander BA. (Berkeley) a évalué 33 personnes en bonne santé après une nuit complète de sommeil. 18 jeunes d'une vingtaine d'année et 15 personnes de 70 ans devaient apprendre une série de 120 mots, avant d'aller se coucher. Le lendemain, pendant l'IRM fonctionnelle, on les interrogeait sur les groupes de mots mémorisés. Chez les jeunes adultes, l'IRM montre que le sommeil profond a ef ficacement contribué au stockage des données dans le cortex frontal. La qualité du sommeil profond des personnes âgées est 75 % moins bonne que celle des personnes plus jeunes. Leur mémorisation au réveil est réduite de 55%.

Calmez vos neurones

Faites des pauses et restez zen.

L'imagerie fonctionnelle par résonance magnétique (IRMf) montre que l'activité cérébrale importante au repos est associée à une meilleure consolidation de la mémoire. Tambini A. (New York) a constaté que prendre une pause après un apprentissage favorise la mémorisation.

Méditation, Yoga !

Newberga (Pennsylvanie) a mesuré le débit sanguin cérébral pendant la méditation à l'aide d'une Tomographie par Emission de Positons TEP scan. Huit moines bouddhistes tibétains après avoir médité pendant 1 heure ont vu leur débit sanguin cérébral globalement augmenté.

Un programme de réduction du stress basé sur la méditation (Mindfulness-Based Stress Reduction) a étudié par Hölzel (Boston) sur 16 personnes âgées d'environ 38 ans pendant 8 semaines. La méditation et quelques mouvements de yoga étaient pratiqués 1 fois par semaine et une méditation individuelle de 27 mn par jour en moyenne. Après étude de l'imagerie cérébrale des participants, la méditation aurait des effets dans les zones du cerveau impliquées dans les processus d'apprentissage et de mémoire.

Acupuncture

L'équipe américaine d'Eshkevari a montré l'efficacité de l'acupuncture en cas de stress. Des rats exposés au stress et traités par acupuncture (point "zusanli" ou « 36 estomac » au dessous du genou) n'ont quasiment pas sécrété d'hormone de stress contrairement aux rats témoins.

Huile essentielle de romarin!

McCready J. et Moss M. (Newcastle) ont placé des sujets dans une salle parfumé à l'huile essentielle de romarin. Ceux qui étaient dans cette pièce avaient de meilleurs résultats aux tests de mémoire comparativement à ceux qui étaient dans une pièce non par fumée. Les concentrations de 1,8cinéole (composé chimique du romarin agissant sur la mémoire) étaient plus élevées dans le sang des personnes exposées au romarin.

Une étude chinoise montre que l'electro-acupuncture combinée à la stimulation magnétique transcranienne peut améliorer l'apprentissage et les capacités de mémorisation des rats ayant eu un infarctus cérébral.

Tai Chi et Qi Gong

Le Qi Gong (prononcez «tchi gong»), combine des mouvements lents, symétriques et gracieux avec la méditation, la relaxation, la respiration. Cette méthode vieille de 3.000 ans, développe l'énergie interne et la détente tout en favorisant le bien-être. Le Qi Gong comme le yoga, augmente l'absorption et l'utilisation de l'oxygène du sang. Le Tai Chi Chuan (TC) est une forme complexe de Qi Gong et un art martial.

Il pourrait aider à surmonter les troubles de mémoire liés à la chimiothérapie. La chimiothérapie induit souvent des troubles cognitifs dont une baisse de la fluidité verbale et de la mémoire. 23 femmes ayant un cancer ont suivi un cours de 60 min de TC (2 fois/semaine pendant 10 semaines). Avant et après, elles ont rempli différents tests, dont des tests de mémoire, des fonctions exécutives, du langage et de l'attention. Les résultats montrent une amélioration considérable de leur état de santé psychologique et de leurs capacités cognitives.

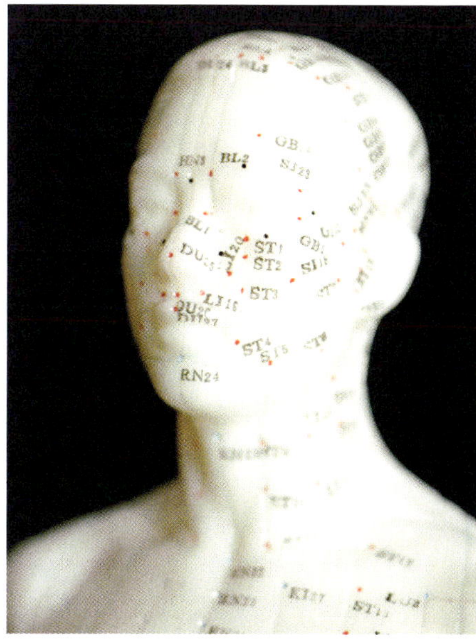

Acupressure

Le Dr Pierre Noël DELATTE a créé une méthode utilisant les points d'acupressure afin d'améliorer des symptômes. Il a formé des praticiens et son livre résume les 22 circuits qu'il a mis au point. Pour le trac des examens, il conseille les circuits 2 3 5 8 à faire dans cet ordre et les circuits 3 et 8 toutes les heures. Avant de commencer taper 35 fois sur le point « karaté » droit et gauche. Chaque circuit est réalisé trois fois avant de passer au suivant.

Halte aux polluants !

Jouez la précaution. Aluminium, plomb, mercure... passent la barrière placentaire, alors si vous êtes enceinte, redoublez de prudence !

La chasse à l'alu : dans le doute, s'abstenir !

- Regardez systématiquement la composition des produits alimentaires avant de les acheter. Évitez ceux qui contiennent des sels d'aluminium.
- Boissons : évitez les cannettes métalliques et renseignez-vous sur les procédés de traitement de votre eau de robinet.
- Bannir le téflon rayé, les casseroles, les papillotes et les barquettes en alu.
- Gardez les poteries artisanales pour la décoration, n'y mettez surtout pas de vinaigrette (acide).
- Achetez des déodorants, des dentifrices, des antitranspirants et des cosmétiques sans aluminium.
- Pour les médicaments (antiacides) et les vaccins : demandez conseil à votre médecin ou votre pharmacien. Un médicament doit être pris exclusivement sur prescription médicale.

Portable : les bonnes pratiques

Attendez quelques instants avant de mettre le portable sur l'oreille :

- Au moment de décrocher
- pendant la recherche de connexion

Ne pas appeler en cas de :

- • Mauvaise réception
- • Déplacements (voiture ou train)

Portables :

- Les garder loin du corps
- Jamais sur la table de nuit
- Préférez ceux à faible DAS (débit d'absorption spécifiques)
- Limitez la durée des appels : ne pas dépasser 6 minutes par appel et demandez à être rappelé sur un poste fixe.
- Interdit pour les enfants de moins de 16 ans, les femmes enceintes, les personnes âgées ou les malades (cancer,...).
- Utilisez un kit mains libres

Enceinte, redoublez de prudence !

Aluminium, plomb, mercure...passent la barrière placentaire. Entre toxicité connue ou suspectée, jouez la précaution avec tabac, alcool, cannabis, et exctasy, champs électromagnétiques et polluants organiques persistants.

Libérez-vous du tabac !

L'arrêt du tabac est d'autant plus bénéfique qu'il s'accompagne d'un mode de vie plus sains : (activité physique, 5 fruits et de légumes/ jour, réduction de l'alcool...). Ceci favorise la lutte contre les facteurs de risque cardio-vasculaires, donc lutte contre l'obésité, l'hypertension, l'hypercholestérolémie.

Nourrissez vos neurones

La mémoire, c'est de la chimie, ou plutôt de la biochimie. Cela signifie que tous les supports de la mémoire sont issus de notre alimentation. Petit guide des nourritures cérébrales.

Adoptez des aliments à faible IG !

Pour fonctionner, le cerveau a besoin que le sang lui apporte de l'énergie (sucre) et de l'oxygène. L'énergie nécessaire au bon fonctionnement du cerveau est fournie par le glucose qui intervient dans l'élaboration de l'acétylcholine. L'index glycémique mesure la capacité d'un aliment à augmenter le taux de sucre dans le sang. Cette hausse de glycémie fait produire de l'insuline qui réduit la glycémie. Cette chute peut être responsable de moins bonnes performances cognitives.

Dans une étude britannique, le petit déjeuner de 52 adolescents de 12 à 14 ans était soit nul, soit à IG élevé, soit IG bas. Leurs fonctions cognitives ont été testées 30 et 120 min plus tard. Après un petit déjeuner à IG bas, la glycémie est moins élevée, les temps de réaction et la précision des réponses sont améliorés. Dans cette étude suédoise, 40 adultes de 49-71 ans, ont mangé des aliments à IG bas ou IG élevé. Leurs fonctions cognitives ont été testées 75 à 225 minutes plus tard. Lorsque la glycémie est mieux régulée, les performances cognitives sont meilleures.

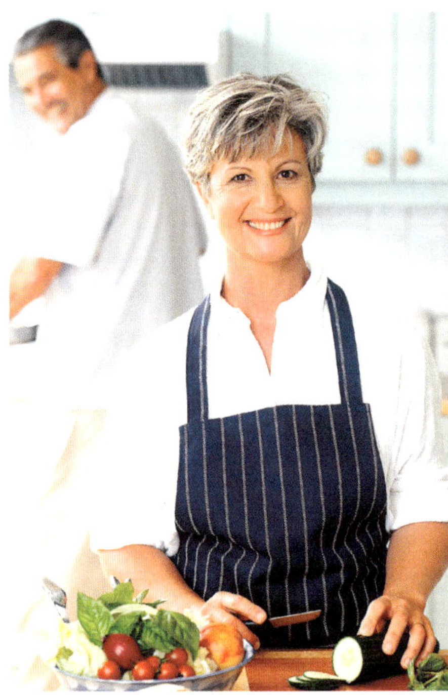

Du poisson... sauvage !

Pour que les poissons gras aient du bon gras (oméga-3), une bonne alimentation leur est nécessaire, c'est-à-dire riche en zooplancton. Les poissons d'élevage peuvent contenir 20 fois moins d'oméga-3 que les poissons sauvages, sauf s'ils sont nourris avec des huiles de poissons.

Les bonnes graisses, les manger !

La membrane des cellules est composée de phospholipides (graisses). Plus les acides gras sont saturés, plus la membrane sera rigide. S'ils sont insaturés, elle sera souple. Les oméga 3 et les oméga 6 sont des acides gras polyinsaturés. On devrait consommer 5 fois plus d'oméga 3 que d'oméga 6. Les oméga 3 se trouvent dans les huiles de colza, les noix, les coquillages, les crustacés et les poissons gras (hareng, maquereau, sardine, saumon, crustacés). Les oméga 6 sont dans l'huile de tournesol, l'huile de maïs et les mélanges d'huiles.

Les oméga 3 du poisson, les privilégier !

Consommer du poisson au moins une fois par semaine réduit le déclin de la mémoire ! C'est ce qu'a observé Morris MC (Chicago) sur une population de 6 158 habitants de plus de 65 ans. Dans une autre étude, ceux qui mangeaient du poisson au moins une fois par semaine, avaient 60 % de risque de maladie d'Alzheimer en moins, par rapport à ceux qui n'en mangeaient jamais. Cet effet bénéfique a été attribué aux oméga 3.

Le bon cholestérol, l'augmenter !

Un faible taux de bon cholestérol (HDL) dans le sang, est associée à un déficit et un déclin cognitif vers l'âge de 60 ans, indépendamment des facteurs de risques de démence (cardiovasculaires, alcool...).

Pour donner les bonnes graisses à son bébé

Une maman qui allaite donne à son bébé des acides gras oméga-3 et oméga-6 dans de bonnes proportions... à condition qu'elle ait elle-même une alimentation équilibrée. Aujourd'hui, même si le lait maternel des Françaises contient généralement trop d'oméga-6 pour les raisons évoquées plus bas, il est préférable au lait artificiel. Des études montrent que le développement psychomoteur des enfants est meilleur si leur lait artificiel est enrichi en acides gras comparables à ceux contenus dans le lait maternel. Le lait artificiel est donc enrichi.

Pour l'accroitre, il faut

- Des activités physiques régulières
- L'éviction les acides gras « trans » (ils se trouvent dans les produits alimentaires transformés tels viennoiseries, pizzas, quiches, margarines, pâtes à tarte, biscuits, céréales, chips, barres chocolatées). Ils sont interdits au Danemark. Difficiles à détecter, ils ne sont pas étiquetés, on trouve parfois « graisses partiellement hydrogénées ».
- La réduction des apports en graisses saturées ou animales (charcuteries, laitage entier, beurre, fromage) au profit de graisses mono-insaturées ou végétales (huile d'olive, noix, amandes, noisettes, avocat).

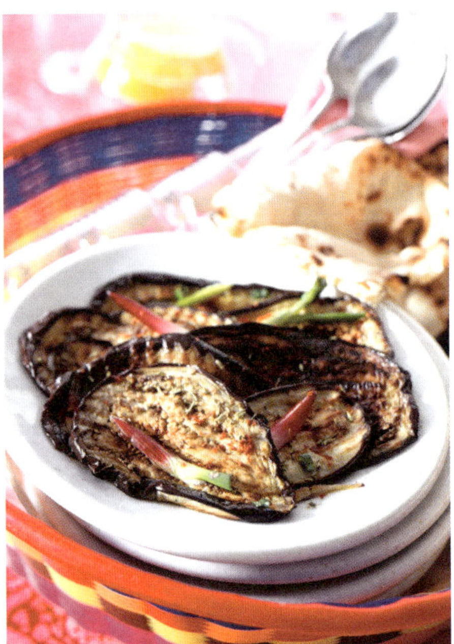

Les risques cardiovasculaires, les limiter !

Komulainen (Finlande) a étudié 101 femmes âgées de 60 à 70 ans durant 12 ans. Au début du suivi, les femmes présentant un syndrome métabolique avaient 4 fois plus de troubles mnésiques (ceci indépendamment de l'âge, du niveau éducatif et des troubles dépressifs éventuels). Les femmes qui avaient peu de bon cholestérol (HDL) au début de l'enquête avaient plus de troubles de mémoire lors du suivi.

Le régime méditerranéen ou crétois, l'adopter !

Le régime méditerranéen est non seulement un profil alimentaire global qui prend en compte un ensemble d'aliments et de nutriments interagissant entre eux. C'est aussi du temps accordé au repas, le plaisir de manger, la modération alimentaire et la variété d'aliment. Il réduit les risques cardiovasculaires.

- Manger :

- Huile d'olive au moins 4 c à c / jour, extra-vierge première pression à froid ;
- Salades au moins deux fois par jour ;
- Légumes au moins trois fois par semaine ;
- Légumineuses (lentilles, fèves, haricots, pois (cassés ou petits), pois

chiches 1 fois /jour) ;
- Noix 1 fois/jour (10 noix ou 20 noisettes) ;
- Viande de préférence les blanches plutôt que les rouges ;
- Poisson au moins trois fois par semaine ;
- Céréales complètes en abondance ;
- Ail, oignon, épices, aromates, en abondance ;
- Vin rouge 1 verre par jour facultatif.

Huile d'olive

La consommation d'huile d'olive de façon modérée ou intensive est associée à un moindre risque de déficit cognitif de la mémoire visuelle et d'aisance verbale.

- Eviter

- Viennoiseries ;
- Pates à tartinée riches en mauvaises graisses ;
- Sodas ;
- Bonbons ;
- Pâtisseries ;
- Charcuteries ;
- Produits laitiers ;
- Viandes rouges limitez-en la fréquence et la quantité (maximum 80 g/portion).

Polyphénol, un atout santé !

Les polyphénols sont des molécules aux propriétés antioxydantes bien supérieures à celles des vitamines. Ils sont naturellement présents dans les végétaux. Dans la famille des polyphénols, les flavonoïdes sont potentiellement impliqués dans la prévention cardiovasculaire.

Dans la famille des polyphénols, je voudrais... Le flavanol du chocolat

C'est un flavonoïde présent dans le chocolat noir, le brocoli, le thé vert, les fraises, les bleuets, les raisins rouges, les vins rouges et les pommes.

Un petit carré/jour d'une plaque de 100 g

Les flavanols sont les principaux flavonoïdes présents dans le cacao et le chocolat, l'effet du flavanols sur le cerveau humain a été étudié par imagerie par résonance magnétique IRM. La prise d'une dose unique augmente le débit sanguin cérébral.

Sucres : le carburant du cerveau

Le cerveau a besoin de sucres, mais pas n'importe lesquels.

Les protéines

Dans une étude, cinquante enfants sont répartis en trois groupes : pas de petit déjeuner, petit déjeuner riche en glucides rapides (pain, croissants, confiture) et riche en protéines (œuf, jambon, bacon). Les performances intellectuelles et la vigilance ont été évaluées : les enfants qui n'avaient pas déjeuné avaient des résultats sensiblement meilleurs, à égalité avec ceux qui avaient mangé des protéines. Les enfants qui avaient pris des glucides rapides étaient loin derrière.

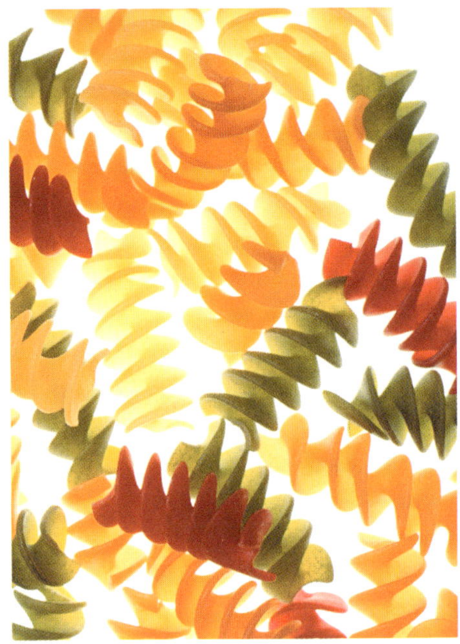

Bons et mauvais sucres

Les sucres lents se distribuent dans l'organisme sur plusieurs heures. Ils permettent un apport constant de sucre au cerveau, contrairement aux sucres rapides. Ces derniers sont rapidement absorbés dans l'organisme qui les stocke sous forme de graisse. Ces sucres entraînent la sécrétion d'insuline qui diminue le glucose du sang (glycémie), donnant une hypoglycémie et la « fringale ». Plus un sucre est rapide plus il donne faim. Plus un sucre est lent et plus il coupe la faim.

Le glucose dans le sang régule les nombreuses fonctions du cerveau dont la mémoire et l'apprentissage. L'augmentation du glucose dans le sang stimule les performances mentales lorsque les tests sont difficiles et exigeants mais pas lorsqu'ils sont faciles.

Pour lutter contre l'hypoglycémie de 11 h, néfaste pour les performances intellectuelles, il est conseillé de prendre des sucres lents au petit déjeuner.

Des expériences montrent que chez le rat en train d'apprendre, il est possible que le glucose ou un de ses métabolites (produit de dégradation du glucose) activent la libération d'acétylcholine.

Les épinards sont-ils conseillés à tout âge ?

Le système nerveux décline lors du vieillissement normal et dans les maladies dégénératives liées à l'âge. Raison probable : trop de radicaux libres, pas assez d'antioxydants. Une étude montre qu'une alimentation riche en fruits et légumes contenant un fort pourcentage d'antioxydants comme les fraises et les épinards peut améliorer ou prévenir ce déclin.

La banane, un faux ami

Peu mûre, elle contient des sucres lents mais mûre et sucrée, c'est du sucre rapide qu'elle fournira. Les meilleurs sucres lents sont (par ordre décroissant) : pâtes, lentilles, pois, haricots secs, puis riz complet et pain complet, enfin riz blanc. En revanche, les viennoiseries, les pâtisseries, les céréales du petit déjeuner (corn-flakes, blé soufflé), les barres chocolatées, doivent être considérées comme des sucres rapides.

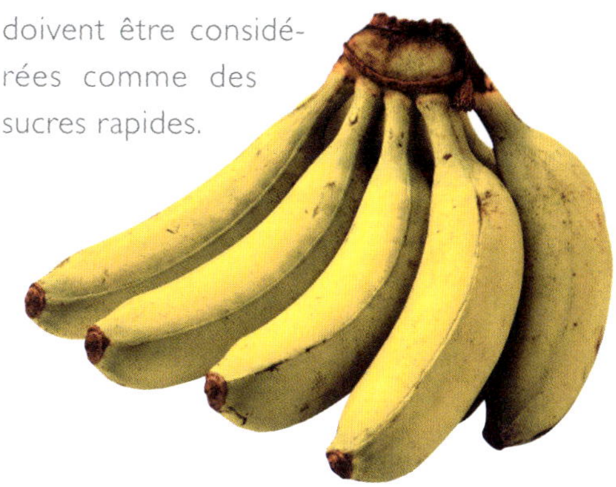

Bien boire

De l'eau, de l'eau !

Les cellules du cerveau sont sensibles à la déshydratation. Le manque d'eau peut avoir des effets sur la concentration. On conseille à l'adulte de boire un litre et demi par jour. Incitez les personnes âgées à boire souvent dans la journée :

- multipliez les choix de boissons : thé, tisanes, eau aromatisée, jus de fruits.
- redoublez de vigilance par fortes chaleurs.

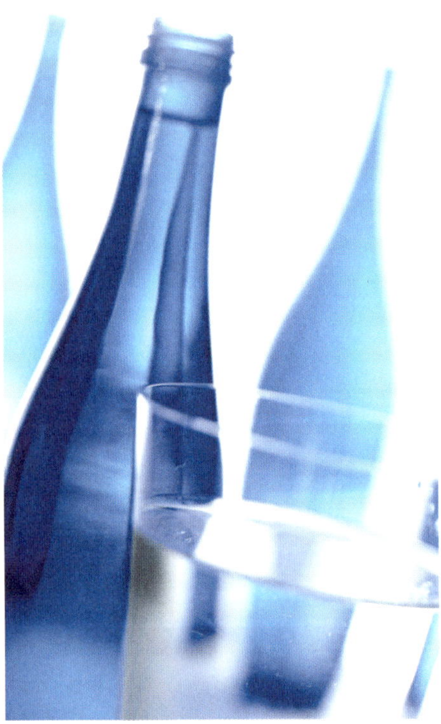

L'épicatéchine du café ou du thé

C'est un flavonoïde anti-oxydant présent dans le café et en moindre quantité dans le thé vert, le chocolat, le vin rouge, la myrtille, la cannelle. Cette substance donne son goût amer au cacao pur. Elle inhibe l'agrégation de la protéine tau, et pourrait freiner la maladie d'Alzheimer (AD). Une étude sur 144 jeunes de 21 ans prenant au petit déjeuner soit du café soit du décaféiné a montré que la caféine n'avait pas d'effet sur la mémoire de travail mais améliorait le codage de nouvelles informations et neutralisait la fatigue développée au cours du test.

Tisane « mémoire » à prendre le matin au petit déjeuner

Composez votre tisane à base de 5 g de menthe, 5 g de basilic et 5 g de serpolet auxquels vous pouvez ajouter soit 5 g d'angélique, soit 5 g d'un mélange de mauve, millefeuille et fraise des bois...

Du café...en quelle quantité ?

Les femmes de plus de 65 ans qui boivent au moins trois tasses de café par jour (ou 6 de thé) ont moins de risques de voir leur mémoire décliner, comparativement à celles qui en boivent une ou moins.

Un p'tit verre de resvératrol

C'est un polyphénol présent dans le raisin rouge, le jus de raisin, le vin rouge, mais aussi le chocolat, les tomates, les cacahuètes. Ses effets bénéfiques sur la mémoire ont été retrouvés chez l'animal et des études cliniques sont en cours chez l'homme.

Les anthocyanes des fruits rouges

Leur nom vient du grec anthos « fleur » et kuanos « bleu sombre ». Ce sont des pigments naturels des feuilles, des fruits, allant du rouge orangé au bleu pourpre. Ces flavonoïdes se trouvent dans le jus de myrtille, le cassis, le cranberry ou canneberge, les fraises, framboises, groseilles, mûres, les cerises, le vin rouge, le radis noir, et l'aubergine.

2-3 coupes par semaine

Des scientifique de l'Université de Reading (Royaume-Uni) ont « fait boire » à des souris âgées, l'équivalent de 2 à 3 coupes de champagne/semaine, pendant 6 semaines. Les résultats, publiés en mai 2013, montrent que le champagne améliore la mémoire et prévient des pertes cognitives.

Le thé vert améliore-t-il la mémoire ?

Une équipe suisse a fait une IRM à trois groupes de personnes auxquels ils avaient donné une boisson laitière contenant plus ou moins du thé vert (quantité nulle, modérée ou très forte). L'IRM imagerie par résonance magnétique montre que la consommation de thé vert active le cortex préfrontal dorsolatéral, zone du cerveau impliquée dans le fonctionnement de la mémoire de travail.

Deux épices anti-Alzheimer !

La cannelle
Elle pourrait freiner l'apparition d'AD grâce aux proanthocyanidines (les plus efficaces des antioxydants) et aux aldéhydes cinnamiques (qui aurait des propriétés antimicrobiennes) qu'elle contient. C'est l'aliment qui contient le plus de proanthocyanidines, après la fève de cacao. Elle en contient presque 20 fois plus que la canneberge. Elle agirait en synergie avec la vitamine D.

Le curry

La curcumine est le pigment polyphénolique principal du curcuma qui donne sa couleur jaune au curry. Dans les essais cliniques, cette substance réduit de plus de 30% la taille des plaques amyloïdes de AD. Il est conseillé d'associer la curcumine au poivre qui bloque sa dégradation.

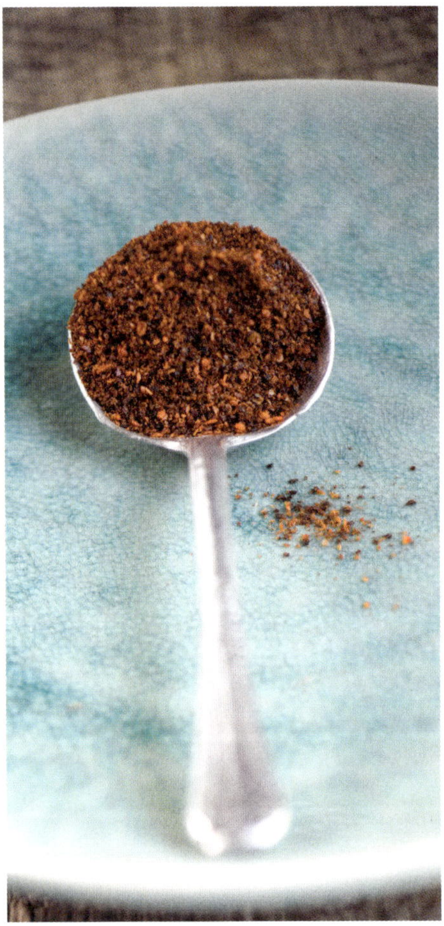

À la bonne heure !

La capacité d'attention varie au cours de la journée, il faut donc choisir le bon moment :

- 6 heures après le réveil, l'attention est maximum.
- Elle chute avec un repas copieux et de l'alcool.
- La chute est nette en début d'après midi.

Que faire ? Et à quelle heure ?

- Le calcul mental sera plus favorable quelques heures avant 17 heures.
- Les travaux répétitifs simples sont préférables vers 17 heures.
- Les tâches plus élaborées n'ont pas d'heures préférentielles.

Vous préparez des examens ?

- Petit déjeuner avec des céréales.
- Poisson sauvage et huiles de poissons. •
- Pas de grignotage mais 4 repas par jour.
- Assaisonnez votre salade avec un mélange d'huiles de noix et de colza ou d'olive et de colza et saupoudrez-la de germes de blé riches en vitamines.
- Mangez des noisettes et des amandes riches en vitamine E.

Pensez aux huiles essentielles

Certaines huiles essentielles auraient la propriété « d'éclaircir l'esprit et de rafraîchir les idées ». Ces huiles versées sur un brûle-parfum dégagent une odeur agréable dans l'atmosphère. À défaut, vous pouvez en déposer sur un mouchoir qui vous suivra partout, mais en plus faible quantité car l'odeur est tenace.

Voici quelques formules dont 3 pour éclaircir les idées :

- 5 gouttes de limes
  + 5 gouttes de romarin
  + 1 goutte de menthe poivrée.
- 5 gouttes de cyprès
  + 5 gouttes de bergamote
  + 4 gouttes de géranium
  + 1 goutte de vétiver.
- 5 gouttes de citron
  + 3 gouttes de cyprès
  + 1 goutte d'hysope,

et une conseillée à l'heure des devoirs :

- 3 gouttes de bois de cèdre
  + 2 gouttes de cyprès
  + 3 de lemon grass.

Vitaminez-vous la vie

Des études montrent que les enfants qui reçoivent un supplément de vitamines et de minéraux voient leur attention augmenter, leur QI s'élever, les performances scolaires s'améliorer. Les vitamines sont nécessaires au cerveau pour fabriquer des neurotransmetteurs.

Le bataillon des anti-oxydants

Les vitamines antioxydantes (C, E) protègent les cellules nerveuses du stress oxydatif. Ainsi, les personnes âgées de plus de 60 ans qui prennent des antioxydants conservent une meilleure mémoire. Par ailleurs, on a observé que les malades d'Alzheimer ont moins d'antioxydants dans le sang que les personnes du même âge en bonne santé.

La vitamine C ou acide ascorbique
Apportée par les aliments ou par des comprimés, elle intervient dans la mémorisation et prévient probablement le vieillissement cérébral. S'il est difficile de déterminer la dose de vitamine C optimale, des études montrent qu'il faut consommer 200 mg (soit deux fois la consommation moyenne quotidienne) de vitamine C par jour pour que les systèmes biologiques de l'organisme l'utilisent de manière performante. On en trouve dans les produits suivants (par ordre décroissant) : kiwi, goyave, persil, cassis, estragon, oseille, poivron, brocoli, cresson, citron, orange.

La vitamine E ou tocophérol/ tocotriénol
La vitamine E empêche les lipides de rancir, or les neurones sont très riches en lipides. À l'heure où son efficacité dans l'Alzheimer (AD) est débattue, Mangialasche F. (Stockholm) a mesuré les taux plas-matiques de vitamine E (alpha, bêta, gamma et deltatocophérol alpha, bêta, gamma et delta-tocotriénol), en début d'étude. Il a montré que les personnes d'âge avancé ayant un taux sanguin de vitamine E élevé, avaient aussi un risque réduit d'AD.

L'effet neuroprotecteur de la vitamine E ne serait pas lié uniquement à l'alpha-tocophérol, il semble que ce soit la combinaison de différentes formes. On trouve la vitamine E dans les huiles (arachide, germe de blé, tournesol), le poisson (maquereau) et les légumes (épinards).

Les caroténoïdes

Des caroténoïdes ; lutein (L), zeaxanthin (Z), and meso-zeaxanthin (MZ), s'accumulent dans une zone de la rétine où l'acuité visuelle est maximale, la macula. Ils sont également présents dans le cerveau. Feeney J. (Dublin) a mesuré la densité de ce pigment chez 4453 adultes âgés de ≥ 50 ans. Ceux qui avaient un faible taux de pigment dans l'œil avaient aussi de moins bonnes performances à des tests évaluant la mémoire prospective. L et Z se retrouvent dans les œufs, les choux (frisé, vert, de Bruxelles), épinards, laitue romaine, brocoli, courgette, maïs, petits pois et doivent être consommés crus ou légèrement cuits à la vapeur.

Le Groupe B

Le foie, le pain, le riz, les pâtes ou les céréales complètes mais aussi la gelée royale sont riche en vitamines du groupe B.

Cerveau dynamique, Vitamine B12, cyanocobalamine

Vogiatzoglou (Oxford) a suivi pendant cinq ans 107 personnes âgées de 61 à 87 ans ne souffrant pas de carence en B12. Ceux qui avaient un taux élevé de B12 dans le sang avaient aussi 6 fois moins de risque d'avoir une atrophie cérébrale à l'IRM retardant l'évolution de AD. Une étude très récente retrouve l'association entre

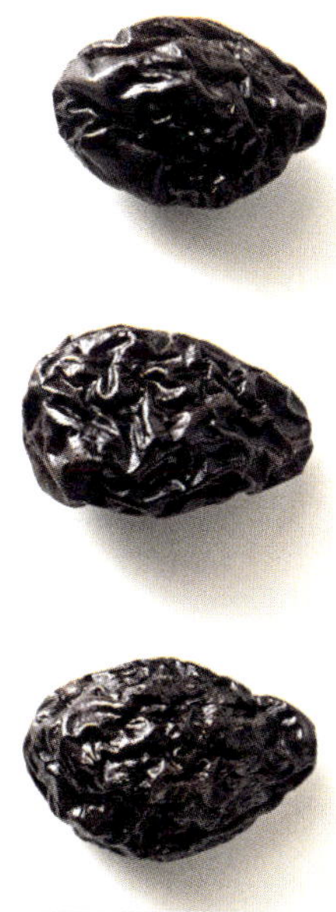

Mangez des pruneaux !

Le pruneau contient des flavonoïdes qui, comme les vitamines A, C, E et le sélénium, ont une action antioxydante. Ce pouvoir est deux fois supérieur à celui des raisins secs, trois fois à celui des myrtilles et huit fois à celui des oranges. Huit gros pruneaux apportent la moitié des apports nutritionnels conseillés en bêta-carotène et 20 % des apports en vitamine E.

Ils contiennent aussi de la vitamine B6, de l'alphacarotène, du potassium, du manganèse, du fer, du magnésium, du cuivre et du bore. De plus le ratio potassium/sodium dans le pruneau en fait un aliment intéressant pour la prévention de l'hypertension artérielle.

faible taux de B12 et déficit cognitif. La B12 provient de viande, abats, œufs, lait, crustacés, poissons.

Bon fonctionnement cellulaire, Vitamine B6, pyridoxine

Elle aide le cerveau à fabriquer des messagers chimiques, mais surtout à se protéger d'une substance toxique pour les neurones, l'homocystéine, qui provient d'une mauvaise utilisation des protéines. Une étude allemande en double aveugle auprès d'hommes en bonne santé âgés de 70 à 79 ans montre qu'un complément de vitamine B6 (20 mg par jour pendant 3 mois) améliore légèrement leur mémoire à long terme. On en trouve dans le saumon, le jambon, le foie, les lentilles et les haricots blancs.

Rester concentré, Vitamine B1, thiamine

La vitamine B1 intervient dans l'attention et la mémoire. Une étude a montré que des suppléments en B1 améliorent les performances à des tests cognitifs et cela, plutôt chez la femme que chez l'homme. Les consommateurs d'alcool et les adolescents qui abusent de sucres rapides (sodas, barres chocolatées) manquent de B1. Elle est nécessaire pour que l'alcool et les glucides soient transformés en énergie. On la trouve dans le foie, les rognons, les œufs, les flocons d'avoine, le chocolat, les graines de tournesol...

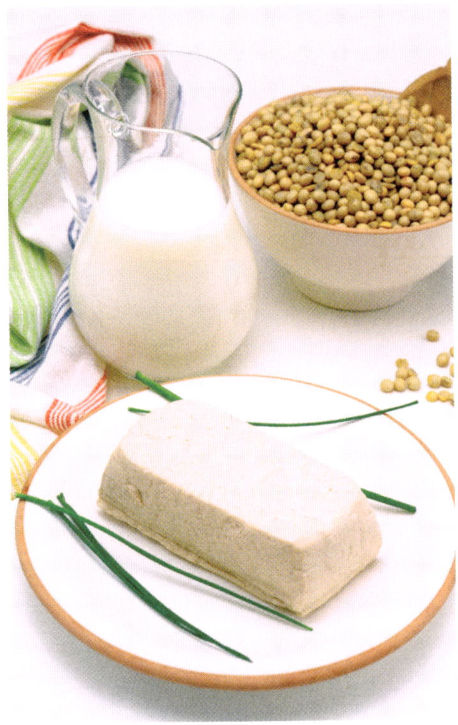

Les quasi-vitamines : choline et phosphatidylsérine

Choline : la clé de la mémoire

La choline est un phospholipide que l'on trouve en faible quantité dans l'alimentation. Elle entre aussi dans la composition du principal messager chimique de la mémoire, l'acétylcholine. Les rats qui reçoivent des suppléments de choline de la conception à l'âge adulte ont de meilleures capacités mnésiques. Plus étonnant : ils conservent une excellente mémoire toute la vie durant. Les meilleures sources sont le jaune d'œuf, le foie, le germe de blé, le soja, les céréales complètes, artichauts, brocolis, chou, choux de Bruxelles, cabillaud, morue, saumon, crevettes, pignon de pin, amandes.

Phosphatidylsérine
C'est un phospholipide qui contient un acide aminé, la sérine. Pendant 6 mois des personnes âgées ayant des troubles de la mémoire ont pris Soy-PS, une phosphatidylsérine fabriquée à partir de la lécithine de soja. Dans cette étude, à faible dose (100 mg / jour) comme à dose élevée (300 mg / jour). Soy-PS prévient le développement de la démence.

Bénéfices de la Vitamine D

Une association significative entre la AD et de faibles niveaux de vitamine D a été démontrée. La supplémentation en vitamine D semble avoir un effet bénéfique. La forme active de la D3, le calcitriol est le meilleur supplément de vitamine D pour AD et d'autres études doivent le confirmer.

Oligoéléments

Le fer : à surveiller chez l'enfant et la femme jeune

Le fer transporte l'oxygène de l'hémoglobine. Chez des enfants carencés, un traitement de 10 à 12 semaines a amélioré les facultés intellectuelles. En France, 23 % des femmes en âge d'avoir des enfants sont carencées. Les coquillages (moules, clovisses, coques), contiennent deux fois plus de fer que le foie (bœuf, agneau) ou la poudre de cacao et trois fois plus que les lentilles ou le jaune d'œuf.

Le zinc...il est partout

Huîtres, coquillages, foie, viandes rouges, jaune d'œuf, levure de bière, haricots, féculents : le zinc intervient dans la synthèse des protéines, mais aussi des acides gras polyinsaturés à très longues chaînes carbonées et dans la structure de l'hormone qui influence le taux de sucre dans le sang. Il aide aussi à lutter contre les radicaux libres.

L'iode, mangez des algues

L'iode participe au fonctionnement de la thyroïde. Une carence en iode peut ainsi entrainer fatigue, prise de poids ou trous de mémoire. Algues, poisson, crustacés, navets, oignons, ananas, soja, haricots verts, laitages en contiennent ainsi que le sel iodé s'il ne reste pas trop longtemps dans sa boite en carton.

Cocktail vitaminé à base de pomme, de citron et de thé vert

Morillas-Ruiz JM. (Murcia, Espagne) a donné 200 ml / jour de boisson (antioxydante ou placebo) pendant 8 mois à 100 sujets. La moitié présentaient une maladie d'Alzheimer (AD), 24 en phase initiale, 24 en phase modérée et 52 témoins. Ce cocktail d'antioxydants contenant des vitamines B et C a diminué les concentrations d'homocystéine dans le sang, chez les patients atteints d'AD. Homocystéine est un acide aminé toxique dont niveau croît dans AD. L'hyperhomocystéinémie pourrait contribuer à la survenue de la maladie.

Magnésium, mangez complet

L'augmentation de magnésium dans le cerveau (grâce au magnésium-L-thréonate, MGT) améliore les capacités d'apprentissage, la mémoire à court terme et à long terme chez le rat. Il semblerait que 20% de la population soit en déficit chronique. Les besoins sont supérieurs à certaines périodes (stress, croissance, grossesse, ménopause), lorsqu'il est éliminé par la sueur (fortes chaleur, sport) ou dans l'eau de cuisson des aliments complets ou encore lorsqu'on consomme beaucoup d'alcool ou des aliments raffinés. Pain complet, noix, amandes, cacao, banane, bettes, algues, crevettes, pétoncles, bigorneaux, palourdes, riz complet, farines complètes ainsi que certaines eaux minérales comme l'Hépar, sont riches en magnésium.

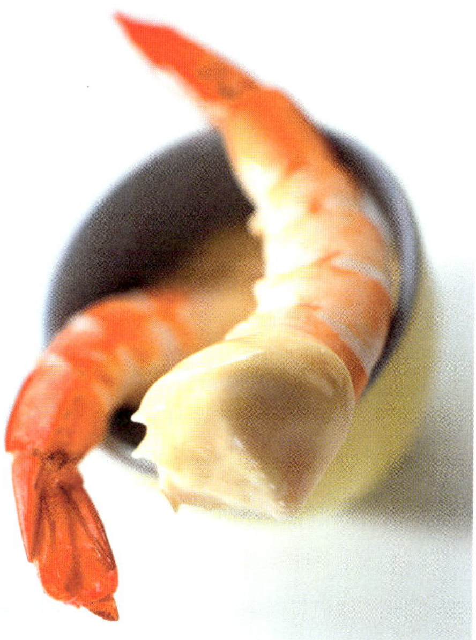

Plantes et complé- ments nutritionnels

La preuve de leur efficacité n'est pas toujours disponible. Les autorisations de mise sur le marché ont été obtenues, il y a 20 ou 30 ans et ne seraient pas accordées de la même façon aujourd'hui (bases biochimiques fragiles chez l'animal ou dans des tubes à essai). Leurs effets n'ont pas été étudiés pour la mémoire procédurale mais seulement sur la mémoire explicite.

Aucun médicament ne peut être considéré comme spécifique de la mémoire. Cependant certains produits sont vendus pour avoir des effets positifs sur la mémoire. Ils sont interdits aux enfants et aux femmes enceintes. Attention, un trouble de mémoire peut aussi être le signe d'une maladie grave, même chez le jeune. Aussi, on ne saura jamais assez recommander de consulter son médecin.

Bacopa

Le bacopa fait partie de la médecine traditionelle de l'Inde. Les anciens l'utilisaient pour traiter divers états affectant l'intelect ou le système nerveux central. Aujourd'hui des études scientifiques montrent son intérêt dans le traitement des enfants hyperactifs. Sur les adultes une étude menée en Australie a montré que l'extrait de bacopa améliore la vitesse de traitement de l'information, la capacité d'apprentissage et la mémoire tout en atténuant l'anxiété.

Acides aminés branchés : leucine, isoleucine, valine

Ces acides aminés ne sont pas fabriqués par l'organisme, ils sont dits

Une équipe brésilienne a effectué une revue de la littérature sur l'apport de la phytothérapie dans la maladie d'Alzheimer. Il s'avère que les plantes retenues par ces recherches ont été la mélisse (Melissa of ficinalis), le gingko (Gingko biloba), la sauge of ficinale (Salvia officinalis), ainsi que deux plantes de la pharmacopée traditionnelle chinoise (le Yi-Gan San et le Ba Wei Di Huang Wan).

essentiels. Des sujets ont pris soit une solution contenant des acides aminés branchés soit un placebo pour une course de cross-country de 30 kilomètres. Les performances cognitives ont été mesurées avant et après. Les acides aminés branchés semblent avoir un effet sur les tâches plus complexes alors qu'aucun effet n'est retrouvé pour des tâches plus simples.

Ginkgo biloba, l'arbre qui a survécu à l'atome

Utilisé par la médecine chinoise depuis des milliers d'années, le ginkgo biloba provient d'un arbre qui peut vivre 1 000 ans. Son efficacité est beaucoup plus fréquemment retrouvée chez les personnes atteintes de démence que chez les volontaires sains. Bien que la dose idéale ne soit pas réellement établie, il semble que 240 mg/j donne de meilleures réponses que 120 mg/j.

Déanol

Le dimethylaminoethanol ou DMAE chimiquement proche de la choline, favorise la synthèse de l'acétylcholine. Chez l'animal, il semble stimuler la mémoire et chez l'homme améliorer l'attention. Dans une étude qui portait sur 83 garçons et 25 filles « à problèmes », la prise de déanol eut des effets positifs chez 76% des

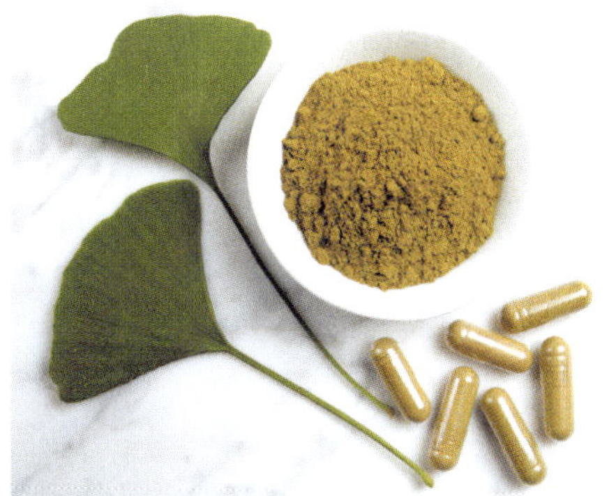

filles et 66% des garçons, en particulier dans le domaine de l'acquisition des connaissances. En France, il est proposé dans le traitement de la fatigue. Il est contenu dans la sardine ou les anchois.

Ginseng

Le ginseng est une plante utilisée par les Chinois depuis 4 000 ans et considérée comme remède miracle, pour améliorer les fonctions physiques et intellectuelles. Lire le livre consacré au ginseng dans la même collection.

Guarana

C'est une plante brésilienne à laquelle la tradition prête un effet stimulant sur la mémoire. Des études brésiliennes montrent que des souris soumises à un stress ont une meilleure mémoire au test du labyrinthe. Le produit a vraisemblablement une action sur la mémoire car il atténue l'effet d'un produit connu pour être amnésiant.

La place des médicaments

Ne pensez pas résoudre les troubles de mémoire avec une pilule miracle. Aucun médicament n'a aujourd'hui ce privilège.

Les hormones sont controversées

Etudiées sans succès évident, les hormones qui diminuent avec l'âge : DHEA, mélatonine, œstrogènes étaient pourtant prometteuses.

Des récepteurs des œstrogènes ont été identifiés dans les zones cholinergiques de l'hippocampe. Des études épidémiologiques ont suggéré que les œstrogènes du traitement hormonal substitutif de la ménopause auraient un effet bénéfique sur la cognition. A ce jour, les résultats restent controversés.

La consommation de soja a été étudié pour l'éventuel effet protecteur des isoflavones, sortes d'hormones féminines végétales. Ni les études cliniques, qui sont difficilement comparables, ni les études épidémiologiques semblent probantes.

DHEA : une merveille ?

Une étude indienne (Rathna K.) montre que les sujets d'un même groupe d'âge ayant de faibles niveaux de DHEA (déhydroépiandrostérone) dans le sang avaient aussi une baisse significative des capacités visuo-spatiales, de la mémoire à court terme et de la fluidité verbale.

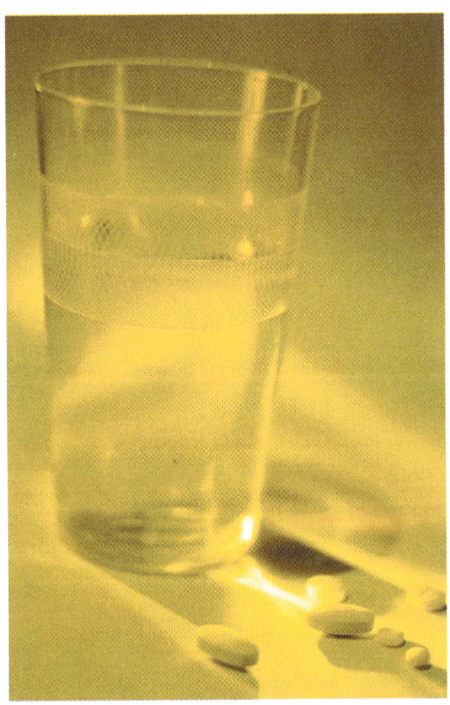

Cependant, des chercheurs de Cambridge trouvent que les effets d'une supplémentation ne sont pas probants sur la cognition.

De même, il n'y a pas suffisamment de preuves de l'efficacité de la mélatonine sur les fonctions cognitives même si certaines études montrent que la mélatonine peut avoir des effets positifs dans le MCI.

Ce qu'il faut... retenir !

Comprendre et conserver la mémoire... j'ai lu de nombreux conseils sur le sujet dans ce livre mais je ne m'en souviens plus... Décidément, j'ai la mémoire qui flanche. En somme, que retenir ?

Utilisez toutes les techniques possibles

Organisez vos idées, classez les, par catégories, faites des images mentales, des dessins : des cartes mentales (la visualisation permet un double encodage). Vous devez faire des courses ? Imaginezvous dans les rayons savon, nouilles, fromages et fruits s'ils figurent sur votre liste.

Utilisez tous les moyens mnémotechniques. Par exemple, retenez la première lettre de votre liste de commissions (savon, nouilles, camembert et fraises = sncf). Toutes les « béquilles » sont bonnes (mettre ses clés toujours au même endroit dans la maison et en fermant la porte, toujours dans sa poche droite).

Utilisez votre agenda ! C'est un support extraordinaire pour décharger la mémoire. « Je sais que c'est noté ». Il peut aussi aider à réactiver la mémoire. Si vous oubliez ce que vous avez fait la semaine dernière, il vous suffit de parcourir le fil de votre agenda pour tout retrouver. Relire permet de faire un rappel et de mémoriser.

Protégez aussi vos artères

Une hygiène de vie favorable à un bon fonctionnement du cerveau l'est aussi pour d'autres choses. Voici des conseils hygiéno-diététiques fondés sur des arguments scienti-

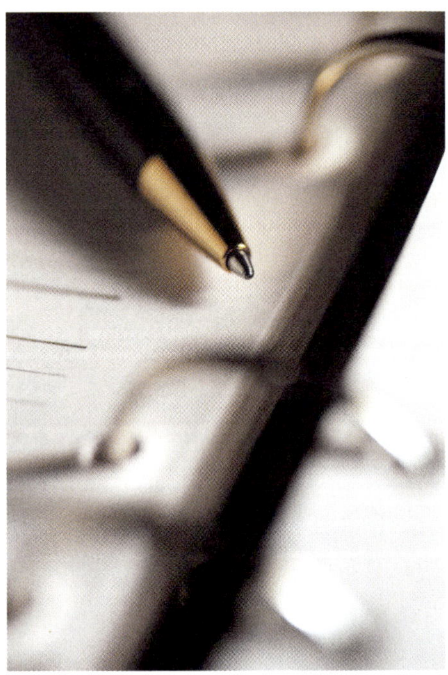

La mémoire d'un repas !

Pour que le cerveau mémorise ce qu'il a mangé, il faut que le repas dure au moins 20 minutes. Si vous mangez trop vite, vous aurez faim quelques heures plus tard car votre cerveau aura oublié qu'il a fait un repas. La faim vous obligera à manger à nouveau, et le moral s'en ressentira en même temps que les kilos apparaîtront. Alors prenez votre temps pour manger, c'est tellement plus agréable.

fiques permettant de prévenir soit les risques cardiovasculaires soit les cancers.

- Mangez au moins 5 fruits et/ou légumes différents tous les jours (400 à 800 g), 10 c'est mieux.
- Buvez moins de deux verres d'alcool par jour chez l'homme et un chez la femme.
- Mangez des viandes blanches (volailles) ou du poisson plutôt que des viandes rouges, sauf si vous manquez de fer. Si vous mangez des viandes rouges, limitez-en la quantité à 80 g par jour.
- Les graisses ne doivent représenter que 15 à 30 % de l'énergie totale.
- Calculez votre indice de masse corporel (IMC), il doit être entre 18,5 et 25 pendant toute votre vie. IMC = le poids (P) en kilogramme divisé par la taille (T) en mètre au carré = P/T2.
- Pratiquez une activité physique tous les jours pendant au moins une demi-heure.
- Recherchez toutes les stratégies que vous allez mettre en œuvre pour arrêter de fumer.

Maintenant des banalités pour vous !

Si vous avez lu certains chapitres, ce qui suit n'est que banalité : évitez les ennemis de la mémoire et les liaisons dangereuses. Ayez une bonne hygiène de vie. Pour un bon équilibre, du temps libre est nécessaire. Pensez à faire une activité sportive régulière.

Testez votre mémoire

Faire des tests pour entretenir sa mémoire ? Pourquoi pas, mais n'est-ce pas trop angoissant si le résultat n'est pas à la hauteur des espérances ?

Ne vaut-il mieux pas retenir la liste des commissions ? De plus, ils ne mobilisent qu'une partie du cerveau cela vous aidera pour la liste des courses mais pas pour éviter de perdre vos lunettes. Il est préférable de retenir des techniques de mémorisation et d'apprentissage.

Vous souhaitez tout de même vous tester ! Avez-vous retenu ce que vous venez de lire ?

- Citez 2 types de mémoire dans la mémoire à long terme. (lire p. 27).
- Donnez un exemple de mémoire automatique. (lire p. 31).
- Pouvez-vous définir l'haptonomie ? (lire p. 15).
- Dominic O'Brien remportait en 2000, pour la septième fois, le Memory World Championship, combien a-t-il retenu de chiffres en 5 minutes ? (lire p. 23).
- À partir de quel âge le vieillissement normal entraîne-t-il une détérioration du temps de réaction ? (lire p. 39).
- En dehors de l'alcool et du tabac, citez les deux autres drogues que nous avons évoquées. (lire p. 52).
- Citez les trois métaux évoqués pour leur toxicité ? (lire p. 56, p. 58, p. 60)
- Quels sont les signes d'alerte du début de la maladie d'Alzheimer ? (lire p. 71).
- Citez 3 ou 4 conseils pour passer une bonne nuit. (lire p. 87).
- Le poisson est-il bon pour la mémoire ? (lire p. 90).

Un, deux, trois partez !

Observez pendant 30 secondes la liste suivante de 12 nombres puis fermez le livre et attendez 30 secondes de plus avant de les inscrire sur un papier.

Êtes-vous prêt ? Top chrono :

3	**15**	**11**	**9**	**52**	**14**
365	**7**	**35**	**22**	**13**	**43**

Le premier et le dernier nombre, ainsi que ceux qui résonnent pour vous (date anniversaire, âge...) se retiennent facilement. Faites des associations : pi (3,14), le foot (11) et le rugby (15), le nombre de mois de grossesse (9), semaines/an (52), jours/

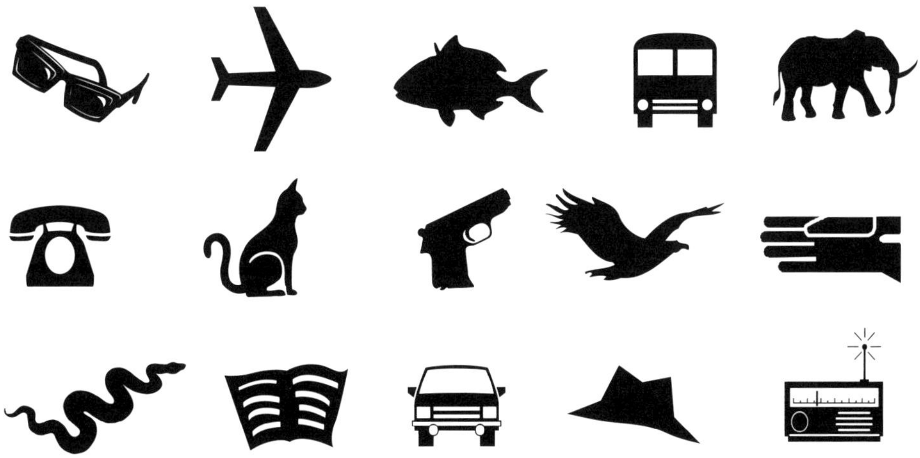

an (365), jours/semaine (7), heures de travail (35), « 22 v'la les flics », 13, le chiffre porte-bonheur. Et le 43.

Une technique de mémorisation : l'association

Observez pendant 45 secondes les 15 dessins ci-dessus. Si vous fermez le livre, vous les citerez tous probablement, 15 minutes plus tard, vous ne vous souviendrez plus que de 10 sur 15 et 1 jour plus tard seulement de 5 sur 15.

Vous retiendrez mieux si vous procédez par association. Par exemple :

Moyens de communication → téléphone, avion, journal, radio, bus.

Al Capone → voiture, chapeau, revolver, lunettes noires, gants.

Animaux → chat, poisson, oiseau, serpent, éléphant.

VRAI/FAUX

J'ai un parent atteint de maladie d'Alzheimer, mon risque est donc élevé.

FAUX. Dans 10 % des cas, on retrouve des facteurs génétiques mais dans 90 %, on n'a pas d'explication précise, on parle de cas sporadiques.

Les troubles de mémoire font partie des trois premiers motifs de plainte chez les personnes vivant au-delà de 100 et 200 mètres d'une antenne relais.

VRAI. Une enquête a été réalisée par l'Institut national de Sciences appliquées auprès de 600 personnes. 26,6 % des personnes interrogées habitant entre 10 et 30 mètres d'une antenne relais se plaignent de troubles de mémoire. En 2001, il semble que 30 000 antennes (de 10 à 40 mètres de hauteur) soient éparpillées un peu partout sur le territoire français.

Au-delà de 2 verres d'alcool par jour chez la femme et 3 chez l'homme, on prend des risques pour sa santé.

VRAI. Dépassé ce seuil, le risque de cirrhoses, cancers, maladies cardio-vasculaires, troubles de mémoire est plus élevé. Et à partir de 4-5 verres chez l'homme et 2-3 chez la femme, on est consommateur excessif.

En France, l'ecstasy est consommée par des hommes jeunes, plutôt bien insérés socialement et elle est souvent associée à d'autres toxicomanies.

VRAI. Dans un cas sur deux lors de soirées raves. A court terme, en plus des pertes de mémoire, la prise d'ecstasy s'accompagne de palpitations, maux de tête, nausées, tremblements, fourmillements, engourdissement des mains et du visage, gêne pour la marche, fatigue, dépression.

Pour le médecin

La génétique ?

L'apolipoprotéine E (apo E), protéine qui transporte les protéines du sang, est située sur le chromosome 19. Le gène de l'apo E possède 3 allèles (E2, E3, E4). Le risque d'avoir une maladie d'Alzheimer (MA) est plus élevé chez les personnes qui possèdent E4. Elles ont aussi 1,5 fois plus de risque d'infarctus du myocarde.

Suspicion de MA ?

Hémmogramme, ionogramme, TSH, calcémie, glycémie. Scanner uniquement pour éliminer accident vasculaire cérébral, tumeur cérébrale, hydrocéphalie à pression normale ou hématome sous dural. Mais aussi les « consultations de mémoire » qui permettent de faire des tests comme le Mini Mental States (MMS).

Greffe de mémoire

Des rats âgés avaient du mal à retrouver leur chemin dans un parcours bien établi. Lorsqu'on leur greffe des cellules souches fœtales, ils ont de meilleures performances. Les chercheurs supposent que les cellules souches ont migré vers les zones du cerveau intervenant dans la mémoire spatiale.

Des adresses

Drogues alcool tabac info services
0 800 23 13 13
appel anonyme et gratuit 24h/24

Fil santé jeunes
0 800 05 41 41
www.drogues.gouv.fr
www.nutripro.nestle.fr
www.alzheimer-montpellier.org

Intéressant à consulter :

Docteur, ma mémoire me joue des tours. Mieux comprendre sa mémoire pour mieux s'en servir, Dr C. Thomas-Anterion, Laboratoire Ipsen, Pharma. Livret patient.

Troubles mnésiques du sujet âgé, CD-rom, Laboratoire Ardix Médical. Visitez les circuits de la mémoire et archivez les tests de dépistage de vos patients (MMS) sur votre ordinateur.

Internet utile :

www.espritphyto.com
Boutique de phytothérapie en ligne

Les titres disponibles chez Alpen Éditions :

- *300 remèdes naturels*
- *Alcool, vin et santé*
- *Arrêter de fumer*
- *Arthrose rhumatismes arthrite*
- *Asthme : vers un nouveau souffle*
- *Astro plantes*
- *Attendre et nourrir mon enfant*
- *Bien se nourrir pour vivre mieux*
- *Candida Albicans*
- *Ces aliments qui guérissent*
- *C'est la thyroïde docteur ?*
- *Chasser la déprime avec les plantes*
- *Comment mieux dormir*
- *Combattre les allergies*
- *Contrôlez votre acidité : L'équilibre acido-basique*
- *Cuisson et santé*
- *Cystite, prostate : les solutions*
- *Dites non au cholestérol*
- *Docteur, c'est la prostate ?*
- *Docteur, j'ai un psoriasis*
- *En finir avec le ronflement*
- *En forme grâce aux épices*
- *Énergie et médecine chinoise*
- *Équilibrer ses émotions avec les fleurs de Bach*
- *Être heureux avec le millepertuis*
- *Fatigue chronique, fibromyalgie*
- *Fini les jambes lourdes*
- *Fini malaises et vertiges*
- *Garder la forme après 40 ans*
- *Gardez une peau saine*
- *Je nourris mon enfant*
- *L'alimentation des ados*
- *La chirurgie esthétique*
- *La cuisine Sain-plement*
- *La diététique du diabète*
- *La nouvelle ménopause*
- *La numérologie pratique*
- *La nutrigénétique*
- *La vérité sur les vaccins*
- *Le bien être par la relaxation*
- *Le dico des bobos*
- *Le dictionnaire des plantes médicinales*
- *Le Feng Shui pratique*
- *Le guide de phytothérapie*
- *Le guide pratique des vitamines*
- *Le mal de dos, c'est fini*
- *Le monde des jeux vidéo*
- *Le nouveau régime flexitarien*
- *Le pouvoir des oméga-3*
- *Le précis des oligoéléments*
- *Le précis de l'homéopathie*
- *Le régime anti-cholestérol*
- *Le régime potassium*
- *Le régime protéiné*
- *Le régime sans sel*
- *Les aliments qui guérissent : fruits, légumes, épices*
- *Les bienfaits de la mer*
- *Les bons aliments pour maigrir*
- *Les compléments alimentaires*
- *Les cosmétiques Bio*
- *Les couleurs*
- *Les enfants hyperactifs*
- *Les étirements faciles*
- *Les jus magiques*
- *Les massages*
- *Les migraines c'est fini*
- *Les miracles du soja*
- *Les plantes qui soignent*
- *Les remèdes de la ruche*
- *Les secrets de santé des antioxydants*
- *Les secrets de santé du thé*
- *Les secrets du ginseng*
- *Les secrets d'une belle peau*
- *Les soins par les huiles essentielles*
- *Les vertus du soja*
- *Les vertus santé du cacao*
- *Les vitamines*
- *L'hypertension artérielle*
- *L'hygiène bucco-dentaire*
- *L'oignon fait des merveilles*
- *L'ostéoporose*
- *Ma santé dans mon assiette*
- *Maigrir après 40 ans*
- *Maigrir à l'aide des compléments alimentaires*
- *Maigrir avec la diététique chinoise*
- *Maigrir avec la méthode chrono-asiatique*
- *Maigrir avec le régime paléo*
- *Maigrir sans faire de régime*
- *Maigrir selon vos hormones*
- *Mieux assimiler le gluten*
- *Mes soupes préférées*
- *Découvrez les index glycémiques*
- *Maigrir avec la cuisine méditer-rannéenne*
- *Recettes minceur midi et soir*
- *Mémoire totale*
- *Plus jamais fatigué !*
- *Plus mal au ventre*
- *Préservez votre capital santé*
- *Prévenir Alzheimer*
- *Prévenir et guérir l'infarctus*
- *Programme anti-âge*
- *Programme Detox*
- *Programme jeunesse*
- *Relations amoureuses et sexualité*
- *Rester jeune après 60 ans*
- *Revivre après une séparation*
- *Rhumatismes : votre ordonnance naturelle*
- *Secrets de jouvence*
- *Secrets d'Olive et diète méditerranéenne*
- *Soigner et préserver ses cheveux*
- *Stress contrôle*
- *Une grossesse heureuse*
- *Vaincre enfin la cellulite*
- *Victoire sur l'arthrose*
- *Vinaigre, bicarbonate, citron*
- *Votre santé par les huiles essentielles*